Cáncer

Sanando las emociones que despierta

Cáncer

Sanando las emociones que despierta

María Guadalupe Iturbe Bermejo

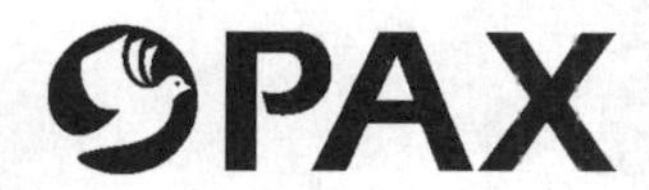

EL LIBRO MUERE CUANDO LO FOTOCOPIAN

Título de la obra: *Cáncer. Sanado las emociones que despierta*

COORDINACIÓN EDITORIAL: Matilde Schoenfeld
PORTADA: FACTORtres Branding & Diseño Estratégico
DIAGRAMACIÓN: Ediámac

Av. Cuauhtémoc 1430
Col. Santa Cruz Atoyac
México DF 03310
Tel. 5605 7677
Fax 5605 7600
www.editorialpax.com

Primera edición
ISBN 978-968-860-992-7

Impreso en México / Printed in Mexico

Este libro y mi vida están dedicados con todo mi amor a mi hijo Andrés.

También: a mi madre, a mi padre y a mis hermanos: Techi, Gina, Vero y Jorge, porque sin su amor, ejemplo, fortaleza, apoyo y presencia constante en los momentos más importantes de mi vida, yo no habría podido salir adelante.

A mis cuñados Víctor, Jos, Pietro, y Karla; a mis adorados sobrinos: Gina, Víctor, Paulina, Francesca, Vero, Pietro, Paulina, Stephan, Jorge y Karla, Víctor Alejandro, Luiguina y Santiago..

A Carlos Enrique, por compartir la maravillosa aventura de ser padres.

A mis queridas amigas –especialmente a Martha, Edil, "Queenas", Luci y Bertha– quienes han jugado un papel fundamental en mi sanación y en mi felicidad, y a todos mis amadísimos amigos y familiares a quienes agradezco con el corazón su apoyo y cariño.

También dedico este libro a todas aquellas personas que han elevado una oración por mí: que Dios los bendiga, de corazón: ¡Gracias!

A la memoria de Pilar Suárez y Marthita Spinolo...

Un agradecimiento y un reconocimiento muy especial a la doctora Raquel Gerson, porque gracias a su compromiso profesional e interés para devolverme la salud y ofrecerme una mejor calidad de vida, he recibido el tratamiento que me mantiene con vida.

Al doctor Ebrahim Delpassand porque gracias a sus investigaciones he tenido el privilegio de seguir viviendo.

Al doctor Andrés Palomar por su valiosísima intervención para salvarme la vida.

Al doctor Rafael Padilla por haberme devuelto la esperanza y por haberme marcado el camino correcto.

A la doctora Lilia Ávila porque gracias a su atinado diagnóstico y a sus consejos inicié mi lucha para sobrevivir.

Al doctor Carlos Sánchez Basurto, gracias por su apoyo, dedicación, profesionalismo y cariño a toda la familia.

Al doctor Sergio Flores por ser nuestro guía, en ésta y otras situaciones relacionadas con la salud. Su orientación y recomendaciones nos han salvado la vida.

Mil gracias al doctor Miguel Ahumada Ayala, Médico Endocrinólogo, ex-Director de la Facultad Mexicana de Medicina de la Universidad LaSalle, por su apoyo en la revisión de la información médica y por su testimonio.

Mi agradecimiento sincero a Tomás Granados, quien me orientó, apoyó y confió en mi proyecto.

A Matilde Schoenfeld, quien con su calidez, inteligencia, experiencia y paciencia me guió hasta cumplir mi sueño en realidad: la publicación de este libro.

A Mario Domínguez por sus sugerencias para enriquecer este trabajo.

A Ignacio Morales Lechuga por su valioso apoyo y atinados comentarios.

Índice

Prólogo ix
Introducción xi

Etapas de la elaboración del duelo según Elisabeth Kübler-Ross 1

Resiliencia: transformación a partir de la enfermedad 9

¿Deseas luchar? ¡Échale ganas! 25

Diagnóstico 31

Miedo *vs.* amor. Amor *vs.* muerte 47

Tratamientos 55

Actitud de víctima *vs.* actitud estoica 77

Testimonios 85

Bibliografía 93
Acerca de la autora 95

Prólogo

En la lucha contra el cáncer, el conocimiento es arma poderosa. Este libro brinda una experiencia inigualable. Guadalupe es una luchadora valerosa que además busca disminuir la carga que representa esta enfermedad. Muestra un interés genuino para mejorar la vida de las personas afectadas y un compromiso que permite comprender y transformar en vitalidad el camino en la lucha para erradicar el cáncer.

En generaciones anteriores el cáncer era un espectro misterioso, una enfermedad que pocos entendían y aun menos sobrevivían. En la actualidad gracias a los conocimientos sobre prevención, detección temprana y terapias innovadoras, un gran número de personas sobrevive.

Vencer el cáncer es una meta que puede ser y será alcanzada, pero sabemos que hasta entonces nadie es inmune. La enfermedad no distingue comunidad, raza, edad, grupo o familia. Cuando hay un diagnóstico personal, causa un impacto y un desequilibrio que amenaza aquello que más queremos y valoramos: la salud, el tiempo, y la vida misma.

Guadalupe ha enfrentado el cáncer con actitud positiva y optimista, admirable, contagiosa, que se convierte en enseñanza transmitida con fe y amor.

Su mensaje es sencillo: en esencia nadie está solo. En la lucha vital y motivadora, nos da instrumentos y formas para sentirnos acompañados. Existe consuelo en el apoyo de la familia, las amistades y seres queridos que serán la luz y guía hacia la recuperación.

Su valor es enseñanza transmitida con fe y con amor. La información amplia y comprensiva, la conciencia y el entendimiento ayudan en ella a transformar el cáncer de una enfermedad sin esperanza a una lucha vital llena de sensibilidad y meditación con auto-confirmación: una enfermedad prevenible, tratable y curable.

Indiscutiblemente el cáncer es difícil, pero no es lo que a uno define. Sigue siendo la maravillosa y única persona que eras antes del diagnóstico. Nunca pierdas la fe en ti y tu capacidad de perdurar. Atesora tus bendiciones y cualidades, aprende y enriquece tu espíritu de cada día en este viaje con actitud de fortaleza, valentía y responsabilidad. Todo te hará más fuerte.

Mi gran admiración que irradia la sensibilidad y sencillez de Guadalupe que al transmitir sus vivencias y expresar sus pensamientos en forma abierta y valiente contagia a cualquier alma en momentos difíciles de la vida.

Raquel Gerson
Oncóloga

Introducción

Este libro está dirigido a aquellas personas que **padecen** actualmente o **han padecido** en alguna época de su vida, cáncer. También es para aquéllas que han estado cerca de algún ser querido con este padecimiento. (Asimismo podría dirigirse a cualquier persona que haya recibido un diagnóstico inesperado de enfermedad grave. Yo hablaré del cáncer, tú, puedes hacerlo sobre aquello que te diagnosticaron o le diagnosticaron a algún ser querido.)

¿Alguna vez te has puesto a pensar lo que significa la palabra **padecer**?

Padecer: derivado del latín *pati*: sufrir, **soportar**.
Soportar: del latín *supportare*: sostener o resistir una carga o peso, **aguantar**.
Aguantar: del italiano *agguantare*: coger, derivado de guante, **detener**, contener.
Detener: del latín *detinere*: suspender, impedir que pase adelante.[1]

Para poder trabajar en este libro te propongo que en vez de decir **padezco, padecí o padeció** cáncer, digamos: a partir de este momento estoy **deteniendo, detuve, detuvo o está deteniendo** el cáncer.

Porque todas las palabras que pronunciamos o pensamos, tienen un efecto químico y psicológico en nuestro cerebro, cambiar nuestro lenguaje y pensamiento puede cambiar nuestra salud física y emocional, puede ayudarnos a tener una mejor calidad de vida, puede, a través de pensamientos positivos, ayudarnos a tolerar las enfermedades y tener la fuerza para luchar. Desea la salud y la atraerás, desea vivir y vivirás, somos como un imán y nuestros deseos serán cumplidos.

[1] *Enciclopedia Universal Larousse Multimedia.*

El objetivo de este libro es llevar a cabo un proceso juntos, acompañados, con el fin de salir adelante de este difícil recorrido. No importa si lo estás viviendo en este momento o si hace ya un tiempo que sucedió.

Yo estoy viviendo esta lucha por **detener** el cáncer desde hace un tiempo y ha sido una experiencia tan difícil y dolorosa, que sentí la necesidad de *escribir* qué pensaba, qué sentía, qué deseaba, qué temía, qué me dolía.

Al ir escribiendo fui experimentando cierto alivio porque he podido liberar emociones de alegría, tristeza, satisfacción, ternura y éstas me han provocado muchos momentos de introspección, cuestionamiento y reflexión profunda. De ahí que surgiera la idea de proponerlo a todas las personas que han tenido o están teniendo una experiencia similar, o han estado cerca de quien está **deteniendo o detuvo** esta enfermedad.

Yo soy psicóloga clínica y he cursado diplomados en desarrollo humano, tanatología y counseling –entre otros–, he trabajado como psicóloga en escuelas de niños de preescolar y primaria y actualmete laboro en la Escuela Preparatoria de la Universidad LaSalle. He impartido un Programa de Desarrollo Humano para adultos y niños y doy consultas privadas. Esta propuesta que hago tiene como finalidad invitar a cada uno de ustedes a escribir o expresar, reflexionar de alguna manera sus propias experiencias a partir de las vivencias que yo –como PACIENTE– estoy relatando.

No se pretende seguir ningún modelo terapéutico ni se pretende reemplazar una terapia ni mucho menos. Simplemente es una herramienta para que liberes tus emociones.

Hay terapias que pueden ayudarte en este difícil proceso. Alguna vez me preguntaron qué corriente terapéutica es la mejor y creo que las terapias freudianas sirven, también las cognitivo-conductuales, también las gestalt, también las breves, las narrativas, las junguianas; todas sirven porque lo que alivia es la expresión y entendimiento de las emociones, de la conducta y de los pensamientos, lo que cura es vaciar el corazón de todas las emociones contenidas durante semanas, meses o años.

Lo que cura también, de acuerdo a la logoterapia, es encontrar un sentido de vida –en este caso– a partir de un evento tan inesperado como es la enfermedad del cáncer. Por eso te propongo que, a través de este libro, escribas o te expreses (si así lo deseas), sientas, pienses y te enfoques hacia el fortalecimiento de tu ser.

En varios hospitales existen muchos grupos de apoyo para enfermos y familiares donde reciben orientación, información y son como una guía para personas con problemas de enfermedades graves o terminales.

¿Por qué *escribir*? Porque al hacerlo piensas de una forma ordenada, de una forma lineal; te aclara el pensamiento, entiendes mejor lo que está sucediendo, razonas, te da fuerza, puedes reescribir, borrar, corregir, enfatizar con signos de admiración, cuestionar con signos de interrogación; puedes tomarte el tiempo que quieras para expresarte y lo puedes hacer en el momento en el que tú así lo desees.

¿Por qué *con libertad*? Porque el hombre se determina a sí mismo a través de su expresión y pensamiento. De acuerdo con Víctor Frankl: "El hombre no se limita a existir sino que decide cómo será su existencia, en qué se convertirá en el minuto siguiente."

Es por esto que al escribir con libertad podrás tú paciente o ser querido del paciente, contar tus experiencias y, a partir de éstas, resurgir fortalecido y reconstruído.

A mí personalmente el escribir me ha ayudado a tomar la decisión de salir adelante con mejor actitud, con mayor fuerza, con mejor comprensión, con mejor ánimo y con un gran aprendizaje. Me he desahogado y he llorado mucho hasta sentir una gran paz. No a todos les gusta escribir. Pero es importante expresarse de alguna manera. Busca la tuya.

Asimismo me he ubicado en cada una de las etapas por las que la mayoría de las personas pasamos cuando tenemos pérdidas, en este caso, la pérdida de la salud.

Decidí empezar este libro con la descripción de las etapas de la elaboración de duelo de Elisabeth Kübler Ross, pionera de la Tanatología, para que las reconozcamos, nos ubiquemos en ellas y estemos conscientes del por qué de ciertas reacciones y sentimientos que surgen inesperadamente.

Me he apoyado en un término fascinante que es "la resiliencia" y que considero fundamental para comprender cómo podremos salir de este difícil camino con la satisfacción de haber luchado y de habernos transformado en seres mejores.

Después analizaremos lo que significa "echarle ganas"en este difícil proceso. También escribiremos, reflexionaremos o nos expresaremos sobre nuestro diagnóstico o el de nuestro ser querido; sobre el antídoto contra el miedo; sobre los tratamientos que hemos recibido o ha recibido nuestro ser querido.

Por último trabajaremos sobre lo que –para mi modo de pensar– debiera ser la actitud a seguir para salir adelante, una actitud estoica en la búsqueda de un sentido de vida a partir de la enfermedad.

En la parte final del libro incluí una serie de testimonios de las personas que han tenido la oportunidad de leer, trabajar y revisar este libro antes de editarlo, ya que tengo en alta estima su opinión.

En fin, esta experiencia te la deseo de todo corazón, por eso te invito a escribir con libertad tu propio libro, o expresar tu propia historia, la cual es tan intensa, difícil, sentida que considero es digna de escribirse o expresarse y, más aún, por verdaderos guerreros, por personas resilientes como lo somos tú y yo, dispuestos a luchar hasta el final como pacientes o como acompañantes de aquel ser querido que está luchando o luchó por **detener** el cáncer o por aprender a vivir con alguna enfermedad grave o incurable.

Lo más valioso de este libro es lo que tú expresarás con libertad.

Al final tú decidirás qué hacer con él: guardarlo, enseñarlo, regalarlo, leerlo; en fin, haz con tu historia lo que tú desees.

Lo puedes leer primero sin hacer los ejercicios y luego, poco a poco, ir escribiendo o si lo prefieres, desde un principio exprésate con libertad.

Etapas de elaboración del proceso de duelo según Elisabeth Kübler Ross

En este capítulo de mi vida, me ha resultado de gran utilidad ubicarme y tratar de ubicar a mi familia y seres queridos en cada una de las etapas por las que pasa uno cuando tiene una pérdida.

El recibir un diagnóstico fatal, implica tener una serie de pérdidas: de la salud, de planes, de rutinas, de esperanzas, de seguridad, de sueños…

Por eso considero de gran importancia describir las etapas por las que atravesamos ya sea como paciente o ser querido del paciente desde el momento en que se recibe una noticia de enfermedad grave. Conocerlas ayudará a entender el por qué de ciertas reacciones, comportamientos y sentimientos a lo largo de este difícil camino.

Todo diagnóstico de enfermedad crónica o grave va a tener un impacto emocional muy fuerte para el paciente y para la familia. Entramos en un fuerte shock al oír la noticia y, por consiguiente, se presentará un desequilibrio el cual puede provocar unión o desunión.

Hay unión cuando existen bases sólidas de afecto. El ver a un ser amado enfermo puede provocar que los seres queridos quieran estar más cerca de él. También si en ese momento hay conflictos o culpas de algún familiar o amigo, puede ser que se aproveche la oportunidad para pedir perdón y re-establecer la relación. También puede el paciente desear estar más cerca de la gente que quiere.

Por otro lado, puede haber desunión cuando hay sentimientos de resentimiento, enojo y miedo ya sea por parte del paciente o por las personas que lo rodean o por ambas partes. En esta situación a veces es preferible aislarse porque no será fácil cambiar sus pensamientos de negativos a positivos. También puede ser que los seres queridos se pongan muy nerviosos por el diagnóstico y no sepan qué hacer, en este caso seguramente buscarán la manera de acercarse en el tiempo oportuno o mantenerse al margen durante todo el proceso.

Es normal que haya unión, también es normal que haya desunión. Lo importante es reconocer que tenemos que pasar por diferentes etapas y que hay que respetar la manera como las vive cada persona involucrada. Nosotros los pacientes, las viviremos en un tiempo y de una forma única y cada miembro de nuestro entorno tendrá su propio tiempo y forma.

En mi caso, las personas que me rodean han respondido mucho mejor de lo que yo esperaba. Me considero una persona bendecida y muy agradecida por todo el amor y apoyo que he recibido.

Si en tu caso ha habido desunión, simplemente dale tiempo al tiempo puede ser una situación temporal, o acepta que ya no había mucho en común con esa persona y es mejor alejarse.

También existe la posibilidad de que esa persona que se aleja no sabe qué hacer en realidad y prefiere mantenerse al margen para no cometer errores, lastimarte o no agobiarte más con su dolor.

Cuando hay una pérdida, la familia y los seres queridos y cercanos, pasan por un proceso que no necesariamente lo experimentan de igual forma y al mismo tiempo. Puede ser que un familiar se encuentre en una etapa mientras que otros en otra y el paciente en otra, de ahí lo difícil de conservar o no la unión de la familia y de los seres queridos.

Para entender mejor qué es lo que sucede cuando hay un diagnóstico como el tuyo y el mío, o como el de ese ser querido que lo ha recibido, donde hay una pérdida de la salud, te platicaré brevemente sobre una teoría de las etapas por las que uno atraviesa.

Elisabeth Kübler Ross fue médica y psiquiatra, de gran prestigio. Nació en Zurich, Suiza, se graduó de Medicina en 1957. En 1958 comenzó a trabajar en Estados Unidos en un Hospital en Nueva York y llamó mucho su atención el trato tan indiferente que recibían los enfermos terminales, de ahí que decidiera centrar su labor al acompañamiento de estos pacientes. Los escuchaba con atención e interés mientras le abrían su corazón y expresaban sus miedos y sentimientos por encontrarse en una etapa terminal.

A lo largo de su práctica profesional descubrió que la gran mayoría de niños, jóvenes, adultos, ancianos que se encontraban en una fase terminal, dejaban este mundo sintiendo confianza y serenidad y en el último momento se les percibía con una gran paz. Ella hablaba de la muerte de una forma tan natural como hablar del nacimiento o de la vida. Entender este enfoque es altamente tranquilizador.

Fue la pionera de la Tanatología: "parte de la biología que estudia la muerte, sus causas y sus fenómenos".[1] Ha sido autora de varios libros muy recomendables como: *La muerte, un nuevo amanecer, Vivir hasta despedirnos, La rueda de la vida, Sobre la Muerte y los Moribundos.*

Especialista en el último trance de la vida, propuso que existen 5 etapas por las cuales uno pasa cuando tiene una enfermedad terminal o cuando sufre alguna pérdida. Al igual que el paciente, estas etapas las viven las personas que están alrededor.

Todos sufrimos pérdidas constantemente, importantes o no, grandes o pequeñas. Por ejemplo, ante un diagnóstico de enfermedad mortal, sufrimos la pérdida de la salud, la pérdida de la esperanza por vivir, los planes a futuro, la rutina de vida.

Cualquier cambio es una pérdida ya que, aunque sea para mejorar, se pierde lo que uno tenía o vivía anteriormente para obtener otra opción.

Un cambio de trabajo, el rompimiento de una relación, la muerte de un ser querido, el robo de algo, el cambio de lugar de residencia, etcétera. Todas estas situaciones son pérdidas y, dependiendo de la importancia del suceso, o del valor que le hayamos dado a lo que perdimos, será el tiempo que requiere cada persona para elaborar su propio proceso.

Al pasar por cada una de estas etapas y reconocerlas, llegaremos a la aceptación de la pérdida y de esta forma sanaremos emocionalmente y nos fortaleceremos.

Kübler Ross observó que la mayoría de las personas que recibían un diagnóstico de enfermedad grave o terminal, comenzaban con un estado de fuerte conmoción (de shock) y de negación, luego indignación y rabia y después de aflicción y dolor. Más adelante regateaban con Dios, se deprimían preguntándose "¿Por qué a mí?".[2] Finalmente se aislaban durante un tiempo inmersos en sus pensamientos, para llegar a una etapa de paz y aceptación.

Revisaremos pues estas etapas y las relacionaremos con la enfermedad.

---

[1] Enciclopedia Universal Larousse Multimedia

[2] *La rueda de la vida*. Elisabeth Kübler-Ross. p. 217

1ª etapa

Negación: la persona no cree o no acepta o niega lo que está pasando. Inconscientemente actúa como si nada sucediera y le resta importancia a todo lo relacionado con los síntomas o con el estado de ánimo que se genera. En ocasiones no acepta un diagnóstico y tiene la esperanza de que esté equivocado. Muchas veces nos dormimos y al despertar deseamos que todo hubiera sido un sueño.

La negación es un mecanismo de defensa normal. Niega la existencia de los conflictos con el fin de evitar el dolor que nos puede causar una situación inesperada o repentina. Este mecanismo evita que perdamos el equilibrio emocional y nos da tiempo para ir entendiendo poco a poco lo que está sucediendo.

En esta etapa el paciente puede hacer planes a futuro y comentarlos a sus seres queridos como si no estuviera sucediendo nada y tuviera la seguridad (que en realidad nadie la tenemos, estemos sanos o enfermos), de contar todavía con mucho tiempo de vida por delante.

2ª etapa

Enojo: la persona siente enojo por lo que está sucediendo. A veces se da cuenta que está enojada y lo reconoce: en ese caso hay que desahogarse y expresarlo. En otras ocasiones no se da cuenta o no reconoce que está enojada y simplemente está de mal humor todo el tiempo sin saber la razón. Hay que ponerse a reflexionar y reconocerlo, con un diagnóstico de enfermedad grave, ¡normal es que uno se sienta enojado!

Con la rabia o el coraje la persona puede cuestionarse "¿Por qué no tal persona en vez de mí o de él o de ella? Esta etapa es muy difícil para el paciente y las personas que están alrededor. Se puede agredir a los seres queridos a los médicos, al mundo en general y, en ocasiones, cuestionar a Dios por lo que está sucediendo.

Algo que **no** ayuda es que se tome el enojo de la persona que lo está sintiendo, como algo personal hacia las que la rodean. Hay que entender que existe mucho coraje por lo que está sucediendo y que lleva tiempo procesarlo.

Hay que entender que la sensibilidad tanto del enfermo como de la familia y seres queridos, incrementa.

También hay que reconocer que no es nada fácil para todas aquellas personas que están cerca del paciente o de la familia, el recibir en ocasiones contestaciones agresivas, poca tolerancia o altas y bajas de ánimo.

Por cierto, "aprovecho para pedir mil disculpas a todas las personas que se hayan sentido ofendidas por mis respuestas o conductas agresivas e irritantes. ¡No es a ustedes!, es esa gran frustración que he experimentado por tener que vivir día a día una realidad que no me gusta, que no deseo y que quiero cambiar."

3ª etapa

Regateo: En esta etapa la persona ya acepta lo que está pasando y empieza a ver qué puede hacer. Si es alguien cercano al enfermo, trata de buscar la forma de ayudar, cooperar, buscar información, pedir opiniones. Si es el paciente, empieza a buscar alternativas para curarse y acepta consejos y seguir instrucciones de los doctores, acepta someterse a operaciones o tratamientos.

En esta etapa solemos pedir a Dios muchos favores a cambio de ciertos sacrificios que por cierto, pocas veces cumplimos. Esta fase es el motor que necesitamos para salir adelante, da esperanza y consuelo y muchas veces da valor y fortaleza tanto al paciente como a las personas que lo rodean.

Es el primer paso rumbo a la resiliencia que es como la capacidad para sobreponerse emocionalmente de situaciones difíciles y dolorosas.

4ª etapa

Depresión: A pesar de que estemos ya en la etapa de regateo, simultáneamente podemos entrar en ésta. El paciente o los seres queridos experimentan la sensación de depresión por lo que está sucediendo. Lo más lógico es sentirse así. Se lamenta uno por lo que está viviendo, duele ver el sufrimiento personal y el de los seres queridos, da miedo pensar en el futuro.

En esta etapa uno llora mucho y se pierde la esperanza. Se ve la realidad con todo lo que esto implica: el cambio de vida, de rutina, las limitaciones físicas, un posible desenlace fatal, y hasta el problema económico.

En casos de fase terminal, la depresión más fuerte viene cuando el enfermo o los seres queridos comprenden que se va a perder todo y que quizá la muerte venga pronto. Esta "es una depresión silenciosa que no tiene ningún lado luminoso. Tampoco hay ninguna palabra tranquilizadora que se pueda decir para aliviar el estado mental en el que se renuncia al pasado y se trata de imaginar el inimaginable futuro".[3]

La mejor ayuda es permitirnos sentir esta aflicción, tanto al paciente como a los seres queridos. En esta etapa ayuda mucho orar, hablar, escuchar, abrazar, estar presentes, amar, llorar, llorar y llorar.

Hay enfermos terminales que en esta etapa desean arreglar sus asuntos pendientes como puede ser: ver gente, pedir perdón, reconciliarse, hacer un testamento, pedir una bendición, hablar de sus miedos, de la muerte. Si esto lo puede hacer, será más sencillo que pase a la etapa de aceptación.

5ª etapa

Aceptación: En esta etapa la persona ya acepta lo que está pasando y disminuye el enojo y la depresión. La energía que estaba gastando en controlar el enojo y la depresión la empieza a dirigir hacia actitudes que se enfoquen a la solución del problema, al bienestar, a la sanación y a la resiliencia.

Se toma conciencia y se vuelve importantísimo asumir la responsabilidad de seguir al pié de la letra los tratamientos. En esta etapa el paciente puede luchar con más facilidad para cambiar sus pensamientos negativos a positivos.

El enfermo y las personas que están alrededor empiezan a disfrutar más de cada momento, a sentirse con más fuerza, con más esperanza, con más ánimo. Hay más disposición para hacer todo lo posible para salir adelante.

En el enfermo terminal esta etapa "es un período de resignación silenciosa, meditativa y de expectación apacible. Desaparece la lucha anterior para dar paso a la necesidad de dormir mucho, el último descanso antes de emprender el largo viaje…"[4]

---

[3] *Ibid.*, p. 219

[4] *Ibid.*

Cuando uno está ya en fase terminal el cuerpo puede estar deteriorándose poco a poco pero el espíritu se desarrollará cada minuto más para llevarnos a la paz.

Según Kübler Ross esto sucederá cuando la persona haya aprendido la última lección: "aprender a amar y a ser amado incondicionalmente". Al morir se termina una vida más no una relación personal, ésta dura por siempre, nada puede afectar la fuerza del amor.

Creo firmemente que todo es soportable cuando hay amor. Lo único que vive eternamente es: el Amor.

Creo también firmemente que tener cáncer o alguna otra enfermedad severa, o tener a un ser querido con este padecimiento o cualquier otro grave, NO es una tragedia. Tragedia es que no se tenga un aprendizaje, que no se fortalezca, que no crezca uno a partir de esta experiencia, que no seamos capaces de buscar un sentido de vida a través de esta vivencia.

No cabe duda que estas enfermedades son lecciones de humildad, paciencia, tolerancia, fortaleza y sobre todo de amor.

También es importante recordar que los seres queridos, en estos momentos tienen la obligación y la responsabilidad de cubrir sus propias necesidades. De esta manera ellos estarán bien y podrán tener la energía necesaria para ayudar al paciente.

De nada sirve dejar de comer, de dormir, quedarse paralizado. Hay que fortalecerse física y emocionalmente para poder ayudar verdaderamente al enfermo.

Es muy importante tener en cuenta que estas etapas las vive cada quien de diferente manera y en tiempos distintos. Por ejemplo, es posible que tú te encuentres en la etapa del regateo y algún ser querido siga instalado en la negación. ¿Qué pasaría? Seguramente no estarías recibiendo de él la atención que esperas porque esa persona aún no está consciente de tu enfermedad y de tus necesidades. Pueden surgir entonces pensamientos como "no le importo, yo estoy luchando y él o ella no reconoce mi esfuerzo..."

O quizá estés en la etapa del enojo y la otra persona está en la de la depresión. A tí te percibe enojada y por consiguiente se ofende, se entristece más y puede que, con estos sentimientos, vean un panorama más difícil de lo que es, o vean que la situación es imposible de superar.

¡Cuidado! Por favor, tratemos de ubicarnos y ubicar en qué etapa está cada miembro de la familia o personas cercanas. Además es posible que avancemos y después retrocedamos de una etapa a otra. Todo esto es normal. Se requiere de paciencia, tolerancia, conciencia y tiempo, mucho tiempo para entender realmente lo que está pasando.

¿En qué etapa te ubicas actualmente? Exprésate con libertad…

¿En qué etapa puedes ubicar a cada una de las personas que te rodean? Exprésate con libertad…

Resiliencia: transformarse a partir de la enfermedad

No puede uno entender ninguna palabra, teoría o idea si no se experimenta.

Todos los días y en todo momento, actuamos, vivimos y reaccionamos de acuerdo a nuestras percepciones, las cuales nos generan distintos pensamientos y diversas sensaciones.

De pronto, podemos leer en algún libro, revista o artículo, o bien podemos escuchar de alguna persona, palabras que provocan en nuestro interior una sensación maravillosa de haber asociado esa palabra o idea con todo un significado emocional. ¿Por qué? Porque es justo lo que hemos sentido, pensado o experimentado en ciertos momentos.

Así me sucedió a mí cuando escuché y comprendí el significado de la palabra "Resiliencia".

El concepto de resiliencia ha sido tomado de la mecánica y de la física y se refiere a la capacidad de ciertos cuerpos u objetos de reaccionar frente a fuerzas externas que tienden a distorsionar su forma y, debido a su elasticidad o flexibilidad, recuperan su aspecto inicial o un aspecto mejorado.

Si sometemos al metal a altas temperaturas, se deforma y al enfriarse se hace más fuerte aunque varíe su forma original. Sigue siendo el mismo metal pero fortalecido, transformado.

Este fascinante concepto se ha utilizado en la medicina, en el área concreta de la osteología, para expresar la capacidad de los huesos de crecer correctamente después de una fractura.

Asimismo este concepto se ha aplicado en muchas otras disciplinas como la pedagogía, psicología, sociología, con un significado muy cercano al etimológico: ser resiliente podría interpretarse como tener la capacidad para reanimarse, evolucionar o avanzar después de una situación traumática.

La resiliencia posee dos elementos importantes: la resistencia o capacidad para proteger la propia integridad frente a los efectos negativos, y la elasticidad o flexibilidad para proseguir el desarrollo de los procesos constructivos.

"La resiliencia facilita un mejor desarrollo para seguir proyectándose en el futuro, a pesar de cruzarse con acontecimientos desestabilizadores, con condiciones de vida difíciles y padecer traumas graves".[5]

En los años 80 este término lo utilizó una psicóloga llamada Emma Wermer quien llevó a cabo un estudio con 698 individuos nacidos en 1955 hasta los 32 años de edad. Estos individuos fueron monitoreados durante la infancia, adolescencia y edad adulta. Pertenecían a familias de bajos recursos quienes vivieron, a lo largo de su vida, diversas situaciones de adversidad en la isla hawaiana de Kauai.

En este estudio, Emma Wermer llamó a los niños y niñas que salieron adelante a pesar de sus difíciles condiciones de vida, como "personas resilientes".

A mediados de los años 90 Michael Reuter y Edith Grotberg, entre otros, proponen que la resiliencia es un proceso que puede ser promovido y deciden buscar los factores que la pueden favorecer.

El concepto fue ampliado por otros investigadores al observar este proceso en sobrevivientes de los campos de concentración, en niños de orfelinatos y en niños en situación de calle.

Todos podemos ser resilientes si así lo deseamos real y profundamente, si esa es nuestra firme voluntad, si tenemos fe. Todos los seres humanos tenemos la capacidad para utilizar nuestras cualidades, virtudes y fortalezas para superar situaciones adversas. El deseo ferviente de luchar en este caso, a partir de nuestro diagnóstico o del diagnóstico de tu ser querido, será determinante para encaminarnos a crecer a partir de esta dolorosa experiencia.

La resiliencia es un proceso y no una respuesta que se dé de inmediato. Te invito a que este proceso lo experimentemos juntos a través de la lectura y de la escritura con libertad.

Imagina un objeto de metal (puede ser una silla, alfiler, cubierto, recipiente, llave) que se empieza a quemar por alguna razón y, al apagar

---

[5] *La resiliencia. Crecer desde la adversidad.* Anna Forés y Jordi Grané. Plataforma Editorial, Barcelona, pp. 25 y 26.

el fuego, toma otra forma distinta a la original. ¿Cómo te imaginas esa forma? Igual, mejor, peor, bonita, fea. Finalmente el metal es el mismo, pero transformado.

Tú y yo, como seres humanos, hemos tenido diferentes experiencias que han sido en algunos casos gratificantes, amorosas, tristes, fáciles, difíciles y, gracias a ellas, nos hemos convertido en lo que somos, en seres humanos únicos. Con esta experiencia de enfermedad, tú paciente o ser querido del paciente, viviremos una transformación, nuestro fuego brillará de distinta manera, y, al igual que el metal, ya no tendremos la misma forma.

No volveremos a ser los mismos, evolucionaremos, nos fortaleceremos y de cada uno de nosotros dependerá la forma que queramos tomar, porque cada uno de nosotros tenemos la *libertad* para decidir resistir, rehacernos y brillar con luz propia.

Para lograr la resiliencia individual, se proponen 10 pilares. Estos pilares los hemos desarrollado a lo largo de la vida, sin embargo, se pueden ver debilitados en momentos como los que estamos pasando tú y yo.

Vale la pena revisarlos y trabajar en ellos de una forma muy sencilla, a través de la escritura con libertad de tu libro. Con cada ejercicio, cada reflexión, cada reacción, cada palabra o letra que surjan al escribir con libertad, estarás desarrollando estos 10 pilares y te irás transformando poco a poco en un mejor ser humano, en una persona "resiliente".

Mencionaremos los 10 pilares de la resiliencia y haremos un comentario relacionado con el momento que estamos viviendo ahora que estamos luchando por **detener** la enfermedad o que está viviendo nuestro ser querido, o que ya viviste y lo **detuviste** o bien que tu ser querido ya lo vivió:

Confianza. La confianza es un elemento básico en este proceso. Cuando desconocemos una situación como puede ser en la que nos encontramos actualmente, o nos encontramos hace ya un tiempo, es difícil sentir confianza por los médicos, tratamientos, diagnósticos y pronósticos.

Esta sensación es normal. El doctor Norman Coleman en su libro *¿Qué hacer con un diagnóstico de cáncer?*, nos sugiere que, una vez recibido el diagnóstico de cáncer se pidan varias opiniones. Tenemos absoluto derecho a consultar a varios especialistas antes de decidir qué tratamiento se adapta mejor a nosotros y a nuestra situación, o a la situación de tu ser querido. Esta opción nos generará la confianza que necesitamos para ponernos en manos de quienes consideremos los mejores médicos para nuestro caso en particular o el de tu ser querido.

Personalmente siento total confianza con el equipo de médicos que me están tratando actualmente. Siento gran admiración y respeto por cada uno de ellos ya que me han demostrado su gran preparación, dedicación, entrega y calidad humana, factores de gran importancia para mi tranquilidad y mi recuperación.

Al tener confianza en los médicos, tendremos confianza en los tratamientos y seguiremos con mayor facilidad sus sugerencias.

Confío también en el amor de las personas que me rodean y esto me hace fortalecerme día a día para luchar. Confío en que aprenderé de esta dolorosa experiencia y me reharé. Confío, sobre todo, en que hay un Dios que me protege.

Tú, paciente, o ser querido del paciente, ¿en quién o en qué confías? Exprésate con libertad…

Si hay algo que nos haga desconfiar, tomémonos nuestro tiempo, sí hay tiempo para reflexionar, compartir nuestras dudas con nuestra familia o seres queridos y evitar tomar decisiones precipitadas. No nos debemos presionar por el shock que nos provoque el diagnóstico. Sé que es difícil pero insisto en que es elemental caminar en este proceso con la sensación de tranquilidad por estar recorriendo el camino correcto.

Quizá nos equivoquemos en algún momento, eso lo sabremos sobre la marcha, pero mientras descubrimos si es o no lo correcto confiemos, hagamos lo que sea necesario para confiar lo más posible. La confianza da tranquilidad, baja el estrés, ayuda a pensar con claridad y no nos paraliza.

Autoestima. La autoestima es básica en este proceso y en todos los que vivimos a lo largo de nuestra historia. Tener una adecuada autoestima significa reconocer nuestras fortalezas, debilidades, cualidades y actuar en congruencia con nuestros valores.

Cuando se presenta un diagnóstico de enfermedad, se siente cierta vulnerabilidad en cuanto a nuestro auto-concepto. Aparece una sensación de que hicimos algo mal, de que no fuimos lo suficientemente inteligentes como para identificar ciertos síntomas como graves. Esta sensación se da tanto en el paciente como en los seres queridos que están cerca del paciente.

Lo importante es cambiar estos pensamientos y desechar la culpa ya que de nada nos van a servir. Hay que pensar que no deseamos esta enfermedad conscientemente, que ya está presente en nuestra vida y que somos lo suficientemente fuertes y capaces de luchar con toda la valentía para salir adelante.

La autoestima es una habilidad interna y es una responsabilidad individual ya que cada uno de nosotros podremos elevarla o disminuirla. No es estática, varía de acuerdo a las circunstancias pero recuerda … "Nadie puede hacerte sentir menos sin tu consentimiento" Eleonor Roosevelt.

Todos hemos sido exitosos en algún momento o en algunas áreas de nuestra vida y, reconocerlo, promueve la autoestima. Tú paciente o ser querido del paciente, te pido que hagas un esfuerzo en este momento por enlistar todas las cualidades que te caracterizan y que te podrían ayudar a salir adelante.

También podrías *escribir* los logros más importantes que has tenido hasta ahora. No te limites, exprésate con libertad…

Introspección. La introspección es el arte de cuestionarse y responderse honestamente. En este proceso me pregunto constantemente ¿Seré fuerte como para resistir esta enfermedad? ¿Cómo puedo saber qué hacer? ¿Estaré tomando las decisiones correctas? ¿Estoy siendo congruente con lo que pienso, *escribo*, y actúo? ¿Amo intensamente y lo demuestro? ¿Estoy en este momento abierta al amor? ¿Voy a vivir?...

Como seres queridos del paciente también nos podemos estar preguntado ¿Cómo le ayudo? ¿Me acerco o mejor me retiro? ¿Opino o no sobre los tratamientos? ¿Percibirá mi amor?

La capacidad para practicar la introspección la tenemos desde que somos conscientes de esa conversación interna que tenemos en forma constante con nosotros mismos. Nuestro pensamiento nunca se detiene, todo el tiempo estamos generando ideas. Bien dice Víktor Frankl que al hombre se le puede arrebatar todo menos la libertad para pensar y decidir su propio camino.

A partir de este diagnóstico, me gustaría que escribieras con libertad algunos cuestionamientos que te puedes estar haciendo en estos momentos. *Escribe* las preguntas que tienes dando vueltas en tu cabeza y, aunque en este momento no tengas las respuestas, con el simple hecho de plantearlas, estaremos desarrollando la capacidad de introspección.

Independencia. Tomaremos la referencia de considerar la independencia como la capacidad para mantener la distancia emocional y física. Es cierto que difícilmente nos podremos desprender de la realidad que estamos viviendo.

Sé, por experiencia propia, que en todo momento nuestra mente está enfocada en el diagnóstico que acabamos de recibir, o que recibimos ya hace un tiempo, sin embargo, tratemos de darnos ciertos espacios para provocar cierta distancia –aunque sea pequeña– entre la enfermedad que se acaba de manifestar inesperadamente, o se manifestó hace un tiempo, y todo lo que tenemos alrededor.

Por momentos nos podemos olvidar de nuestro entorno y apreciar la belleza, el arte, la naturaleza y todo lo que está a nuestro alrededor. Si no tenemos la oportunidad de hacerlo, también lo podemos lograr sin necesidad de movernos, a través de fotos, videos, libros, computadora o simplemente a través de los recuerdos.

He tratado, con mucha dificultad de darme ciertos espacios donde dejo de pensar por instantes en esta terrible realidad que tanto me ha descontrolado. Sé que con el tiempo nos será más fácil poner límites entre la enfermedad y la vida y esto nos llevará a la etapa de la aceptación planteada por Elisabeth Kübler-Ross.

Además de pensar en el padecimiento que estamos **deteniendo**, o que está **deteniendo** tu ser querido, debemos decidir qué hacer para celebrar fechas importantes como Navidad, Año Nuevo, Día de las Madres, Día del Padre, cumpleaños, aniversarios, graduaciones. Hay que estar pendientes de lo que pasa día a día con nuestra familia, de atender lo más posible las actividades que tenemos programadas ya como parte de nuestra vida, recordemos que contamos con la *libertad* para decidir en qué pensar y cómo vivir.

Te pido que hagas el esfuerzo por escribir con libertad sobre todas aquellas cosas que están sucediendo alrededor de tu vida, con tu familia o tus seres queridos independientemente de este diagnóstico. ¿De qué te tienes que ocupar, además de tu salud y la salud de tu ser querido?

Capacidad para relacionarse. ¿Qué tanta habilidad tienes para relacionarte? Relacionarse significa para mí tener la capacidad para comunicarse, escuchar, confiar, disfrutar y compartir parte de tus vivencias con otras personas.

En este momento las relaciones personales juegan un papel fundamental para nuestra sanación. La solidaridad, apoyo, ayuda, cariño, afecto, contacto visual, verbal y físico de las personas que nos rodean, pueden calmar de una manera importante nuestro espíritu.

Tendremos mayores posibilidades de salir con éxito de esta experiencia si nos relacionamos. Aislarse a veces es una reacción defensiva, nos podemos dar un espacio temporal para estar a solas para pensar y llorar, sin embargo, después es recomendable volver a acercarnos a aquellos seres que nos aman incondicionalmente, porque con su amor nos fortaleceremos.

Pienso que es muy gratificante, en estos momentos, reconocer quién está a tu lado. Conmigo están más seres de los que yo me pude haber imaginado: mi hijo, padre, madre, hermanos, sobrinos, cuñados, amigos, amigas, compañeros. En tu caso ¿a quién sientes cercano a ti en este momento? Así como se demuestra la solidaridad y el cariño al paciente, también se demuestra a los seres queridos del paciente. Exprésate con libertad...

La iniciativa. Actuar, hacer, iniciar alguna actividad, todo esto es practicar la iniciativa. Yo sé que en esos momentos se antoja más no moverse, quedarse paralizado, pasmado como se explicó en la etapa de la negación. A pesar de esta sensación, quiero convencerlos de que todos tenemos la capacidad de practicar la iniciativa la cual está totalmente relacionada con la capacidad de decisión.

Con iniciativas saldremos adelante de ésta y cualquier situación adversa porque es la única manera de reactivarnos después de un shock.

La iniciativa nos permite disfrutar el hecho de exigirnos y ponernos a prueba en ciertas actividades, además de generarnos sentimientos de satisfacción, tranquilidad y confianza. Tomemos la iniciativa para emprender este camino juntos. Tomemos la iniciativa para **detener** la enfermedad. Tomemos la iniciativa para ayudar a nuestro ser querido a **detener** la enfermedad. ¿Estás dispuesto? Yo sí.

El Humor. Es el punto medio entre la tragedia y la comedia. Reírnos es como una medicina para el espíritu y para el cuerpo. La risa ayuda a movilizar varios músculos, dilata los bronqueos, baja la tensión arterial, mejora la digestión, libera endorfinas. Favorece el sueño, disminuye el estrés, mejora el sistema inmunológico.

Gracias a todos los efectos que provoca la alegría, se ha tenido tanto éxito en las terapias de la risa que se han extendido desde Estados Unidos –donde se iniciaron con el doctor Patch Adams– hasta otros países como Suiza, Brasil, Francia, Gran Bretaña, México, Hong-Kong, España Colombia y muchos más. Se han hecho infinidad de estudios y se han publicado muchas estadísticas sobre el alto porcentaje de pacientes que se recuperan y se ven favorecidos con estas terapias.

Mi familia, en especial, está dotada por un gran sentido del humor. Tenemos una gran capacidad para reírnos de todo y con todos. Hasta en momentos difíciles y tristes, cuando estamos todos reunidos, siempre hay un comentario, un gesto, una expresión que nos hace reír y sentir que disminuye el dolor en ese momento y aumenta nuestra unión y amor.

Busquemos reírnos, busquemos el buen humor, busquemos a esas personas que nos hacen sonreír, que nos hacen pasar momentos divertidos, que nos arrancan una carcajada, que nos contagian de su optimismo y de su agilidad mental para hacer de cualquier circunstancia, un momento especial.

¿Qué te ha hecho reír o quién te ha transmitido su buen humor a lo largo de tu vida? Exprésate con libertad…

____

____

____

La creatividad. La creatividad te lleva a abrir tu mente a nuevas posibilidades. Para ser creativos requerimos de valor, imaginación y libertad. Ármate de valor y tómate tu tiempo para imaginarte qué puedes hacer a partir de este momento para sentirte mejor. Siéntete libre de pensar lo que quieras, seguramente de esta experiencia surgirán algunas ideas para sentirte cada vez más fuerte.

La creatividad puede transformar vidas, relaciones, experiencias dolorosas, trabajos, personas. La creatividad debe ir acompañada de la iniciativa para que no se queden las ideas únicamente en la mente.

Con esta experiencia empecé a escribir con libertad todos mis pensamientos y sentimientos. Esta actividad me ha permitido desarrollar mi creatividad y esto ha transformado positivamente mi sentir. De esta iniciativa y de esta práctica, siento cada vez con más fuerza, la necesidad de ayudar a aquellas personas que están viviendo una situación similar a la mía, ya sea como pacientes o como seres queridos del paciente, o que ya la vivieron en otro tiempo pero que están dispuestas a llevar a cabo un proceso que pueda convertirlos en mejores personas.

Trato de desarrollar mi creatividad al máximo para poder brindarles, a través de este libro, una herramienta práctica y útil, para procesar esta experiencia. Ese es mi mayor deseo.

Te pido que *Escribas con Libertad* cada uno de los ejercicios que se proponen en cada capítulo del libro. Se requerirá de creatividad para hacerlo, tú la tienes, practícala.

Moralidad. Deseo de bienestar para todos y capacidad para vivir congruentemente con este valor. Debemos empezar por buscar bienestar para nosotros mismos y de ahí buscarlo para los demás.

A pesar de estar **deteniendo** esta enfermedad, o de estar apoyando a tu ser querido en esta lucha, debemos estar conscientes de que estamos rodeados por otros seres que nos aman. En esta lucha por buscar nuestro bienestar, sin darnos cuenta, estaremos promoviendo el bienestar de nuestros seres queridos.

Al estar yo bien, los demás estarán bien. Tengo –como paciente– una gran responsabilidad por el cuidado de mi salud para poder luchar y **detener** la enfermedad. Asimismo tengo una gran responsabilidad por mi equilibrio emocional el cual brindará alivio a la carga emocional que tienen mis seres queridos.

Igualmente los seres queridos de aquel paciente que está **deteniendo** el cáncer o alguna otra enfermedad grave, deberán responsabilizarse de su salud física y emocional para transmitir al paciente tranquilidad en este aspecto.

Podremos ayudar a los demás en la medida en que nos hagamos cargo de nosotros mismos. Esto es actuar con moralidad.

Capacidad de pensamiento crítico. Pensar que todo puede ser diferente es el principio de la crítica. Existen muchas alternativas de pensamiento que podemos generar. Enfoquémonos a aquéllas que nos engrandecen, que nos tranquilizan, que nos brindan seguridad.

El mismo trabajo me cuesta generar un pensamiento positivo que uno negativo. Si yo así lo deseo, puedo empezar a pensar en que todo será difícil, que no saldré adelante, que no tengo suerte, que soy desgraciado, que soy débil…Si yo así lo deseo, puedo pensar que será difícil la lucha pero que pondré todo de mi parte para salir adelante, que soy una persona bendecida, que soy muy afortunada, que soy fuerte, que soy amada y que amo…

Soy capaz y libre de pensar lo que yo quiera y de actuar como yo quiera. Enfoquémonos entonces mejor en lo positivo de la vida, valoremos todo lo que hemos tenido y logrado, festejemos nuestros éxitos y los de nuestros seres queridos, recordemos los momentos felices, imaginemos volver a vivir aquellos maravillosos momentos de amor y celebremos la alegría de vivir.

Cuando recibimos el diagnóstico de nuestra enfermedad, cuando decidimos iniciar los tratamientos, cuando nos sometemos a alguna cirujía, cuando tenemos una pérdida, cuando recibimos una mala noticia, en fin, en todos estos difíciles momentos, nuestro espíritu como que se queda paralizado, se queda anestesiado, se duerme.

¿Es posible despertarlo? Desde luego que sí. Desarrollando estos 10 puntos importantísimos que enfocamos en este libro hacia la lucha contra la enfermedad, haciéndonos conscientes de las etapas por las que vamos a pasar o pasamos, desde la negación hasta la aceptación y reconociendo que también hay factores externos que nos pueden ayudar como son la familia o cualquier persona con una positiva influencia en mí, médicos, psicólogos, enfermos.

Hay familias resilientes que son aquéllas que con su amor y ejemplo, facilitan la capacidad de crecimiento ante las adversidades y se mantienen unidas y fortalecidas.

En muchas situaciones de enfermedad se necesita de un ser cercano que nos ofrezca una relación afectiva, apoyo incondicional, palabras de aliento, y no necesariamente tiene que ser un familiar. A esta persona se le denomina "adulto significativo" y es aquella persona que muchas veces provoca el resurgimiento, la construcción y reconstrucción de la persona enferma o herida.

Estos seres, independientemente de nuestro trabajo interno, nos ayudan a despertar y reanimar nuestro espíritu para emprender la lucha y fortalecernos con el fin de convertirnos en mejores personas.

¡Transfórmate, te invito a ser una persona Resiliente!

Resiliente no quiere decir que nunca moriremos, desde luego que todos llegaremos al final, pero la actitud de lucha que tendremos desde el diagnóstico hasta la curación o la muerte, determinarán si somos o fuímos resilientes o no.

Ejemplos de personajes resilientes:

Steve Jobs, quien fuera Presidente de Apple Inc., ha sido una de las figuras más importantes de la industria informática y del entretenimiento. Fue diagnosticado con cáncer de páncreas y le pronosticaron de 3 a 6 meses de vida. Afortunadamente después de una biopsia, descubrieron que tenía un tipo de cáncer muy poco común y la cirujía para extraer el tumor, fue la opción que le salvó la vida y le permitió vivir varios años más.

Recomiendo que veas el video de su Conferencia en la Universidad de Stanford, es fácil acceder a él a través de Internet. Él escribió y leyó este discurso a miles de estudiantes con el fin de compartir sus experiencias desde la infancia hasta ese momento de su vida, y de invitar a estos jóvenes a luchar, a vivir día a día como si fuera el último, a invitarlos a ser creativos y a no darse por vencidos.

A lo largo de su discurso uno puede darse cuenta de que fue un hombre resiliente no nada más porque pudo **detener el cáncer** por varios años, sino porque su vida estuvo llena de adversidades y con su evidente honestidad, confianza, introspección, iniciativa y creatividad, se reconstruyó y reinventó. Decidió cómo vivir y qué pensar.

Comenta que con el diagnóstico que tuvo, el "recordar que vas a morir pronto, te hace seguir a tu corazón" y actúas porque ya no tienes nada que perder. Bien dice que "nadie quiere morir, incluso la gente que quiere ir al cielo..." "sin embargo, es un destino que todos compartimos". Recomienda que tengamos el coraje de seguir a nuestro corazón y a nuestra intuición.

Otro ejemplo de persona resiliente es Víctor Hugo Rascón Banda. Importante dramaturgo y abogado mexicano. Fue Presidente de la Sociedad General de Escritores de México. Recibió muchos premios y reconocimientos por sus obras.

Fué diagnosticado con leucemia desde 1994. Recomiendo leer el libro ¿Por qué a mí?. Diario de un Condenado. En este libro también podemos detectar la actitud de Víctor Hugo Rascón ante la enfermedad, cómo se rebeló y se defendió como decía él "como gato boca arriba para negarse a partir". Fue una larga lucha de muchos años, pasó muchos meses internado y desafortunadamente desarrolló, a partir de la leucemia, varias enfermedades como neumonías, diabetes mellitus, osteoporosis, entre otras.

Él *escribió* su libro para transmitirnos su experiencia y darnos la mayor información posible sobre sus tratamientos, pensamientos, sentimientos y reflexiones.

Para costear su enfermedad, acabó con sus ahorros de años, hipotecó 2 casas, vendió un departamento en Cuernavaca, remató sus pinturas, grabados y litografías que era su colección de 30 años y aún así, siguió luchando y trabajando para seguir costeando sus tratamientos y continuar viviendo...

Otro ejemplo es el de Alejandra de Cima, joven mexicana quien se enfrentó a la muerte cuando le detectaron cáncer de mama. **Detuvo** su enfermedad con gran valentía y fortaleza, se sometió a cirujías, radioterapias y tratamiento de hormonoterapia a través de pastillas.

Al poco tiempo de su diagnóstico se enfrenta también a un divorcio, saliendo adelante con entereza y con una transformación emocional importante.

Fundó la Asociación Mexicana contra el Cáncer de Mama, A.C., la cual apoya a mujeres con este padecimiento.

Esta Asociación, sin fines de lucro, pretende difundir información actualizada que permita una detección oportuna de la enfermedad, organizar foros, pláticas y conferencias de orientación, apoyar a mujeres de escasos recursos en sus tratamientos de quimioterapia a través del Instituto Nacional de Cancerología de la ciudad de México y brindar apoyo emocional y psicológico.

Se recomienda visitar el portal de esta Fundación en Internet para mayor información.

Hay una gran diferencia de tratamientos en cada caso particular, uno simplemente una cirujía, otro, tratamiento de quimioterapias, transfusiones, hospitalizaciones, medicamentos diversos y años de lucha por recuperar la salud, otro cirujías, radioterapias, hormonoterapia. Sin embargo, en los tres, hay un deseo ferviente de salir adelante y de luchar por detener el cáncer, en los tres hay una actitud resiliente.

Así las millones de personas con diagnóstico de enfermedades graves o terminales. Todos tenemos la oportunidad de transformarnos y decidir qué hacer a partir del momento en que se recibe una noticia que implica la pérdida de la salud. Qué hacer tú paciente, y qué hacer tú familiar o ser querido del paciente.

Ejemplos de personas resilientes a partir de la enfermedad hay muchísimos, algunos aún viviendo y luchando por **detener** la enfermedad, otros que lucharon hasta la muerte por **detenerla** y por transformarse. Por citar algunos: Olivia Newton John, Rocío Jurado, Rocío Durcal, Diana

Laura Riojas de Colosio, Lance Armstrong, Lolita Ayala, Jacobo Zabludovsky, Louise Hay, Shirley Mac Laine, Farrah Fawcett, Jaclyn Smith. Todos ellos personajes famosos y ejemplos a seguir…

También hay muchas personas resilientes que no son imágenes públicas, que han estado cerca de nosotros y que son también un ejemplo a seguir por su valentía, fortaleza y actitud estoica.

¿Deseas luchar? ¡Échale ganas!

Yo me considero una paciente muy paciente y obediente, que piensa que el cáncer no es un castigo, que no es deseado ni provocado conscientemente y de ahí que resulte tan difícil asimilar el diagnóstico y aceptarlo.

El cáncer es una enfermedad en ocasiones silenciosa, como el mío que me lo detectaron por casualidad. Tampoco sabemos a ciencia cierta el por qué o el momento de su aparición.

Se ha asociado a diferentes circunstancias: que si es por rencor, que por una impresión muy fuerte en la vida, que por pensamientos de tristeza profunda, que por una célula que de repente empieza a enviar información equivocada y se empieza a reproducir rápidamente, que todos traemos esa predisposición pero que en unos se desarrolla y en otros no, que es hereditario, que es por contaminación, que hay propensión si se tiene sobrepeso, que por la alimentación, que son lesiones de células por una proliferación anormal no controlada por el organismo,que por el cigarro, que por el plomo, que por una falla en el sistema inmunológico, que ya lo traemos en el ADN, que por problemas emocionales, etcétera.

La verdad es que hasta la fecha en ningún caso se ha comprobado que exista específicamente una sola causa que lo haya provocado. Hay casos en que el paciente con cáncer nunca ha fumado, hay pacientes que sí; hay otros que viven en lugares que no tienen casi contaminación, hay otros que viven en grandes ciudades contaminadas; hay pacientes que no tienen sobrepeso, hay otros que sí; hay quienes hacen ejercicio y quienes no, etcétera.

Les da a mujeres, hombres, niños, niñas, ancianos, de todas las razas, tallas, edades, vegetarianos, alcohólicos, abstemios, hay quienes viven con rencor y hay quienes han tenido la mejor actitud. Tampoco respeta profesiones les ha dado a abogados, periodistas, actores, contadores, secretarias, choferes, médicos, estudiantes, ¿Dónde hay una constante que nos pueda dar una señal? ¡No la hay!

No es como otras enfermedades que se sabe cómo se adquieren o se contagian, en realidad nos faltan muchos años para saber por qué nos dió cáncer a cada uno de nosotros en particular, o en qué momento se nos empezó a desarrollar. Hay doctores que dicen que si se supiera, ya se hubiera erradicado por completo. Yo estoy de acuerdo.

Hay factores que influyen pero son muchísimos y no en todos los casos son los mismos. El cáncer es definido médicamente como un crecimiento anormal de las células el cual llega a convertirse en masas llamadas tumores.

El cuerpo está compuesto por diferentes tipos de células que crecen y se dividen para producir nuevas, conforme las va necesitando el cuerpo. En el proceso normal, las células envejecen y mueren y se reemplazan por nuevas. El problema es cuando este proceso se descontrola y las células viejas no mueren.

Los tumores que se forman pueden ser benignos o malignos. Los malignos o cancerosos tienden a invadir y destruir tejidos y órganos.

La palabra neoplasia se aplica tanto a tumores benignos como malignos, generalmente la malignidad implica que el tumor es capaz de invadir tejidos vecinos por contigüidad o por metástasis (invasión a distancia a través de la sangre o circulación linfática).

Si el cáncer es detectado a tiempo, se pueden ofrecer alternativas de tratamiento para detener su crecimiento o, en algunos casos, se puede extirpar el tejido u órgano invadido. Si no es detectado a tiempo, se puede extender de tal manera que puede afectar a varios órganos y ya no responder quizá a ningún tratamiento.

En este libro trataremos de escribir **tú** y yo **para qué** se presentó en nosotros o en nuestro ser querido esta enfermedad o alguna otra, y no **por qué.** No podemos perder el tiempo preguntándonos por qué o qué lo causó, difícilmente lo sabremos.

La realidad es que **no** lo deseamos, **no** lo buscamos y **no** lo provocamos. Ahora lo estamos queriendo **detener,** o quizá ya lo **detuviste,** o estamos queriendo que nuestro ser querido luche por **detenerlo** o que aprendamos a vivir con la enfermedad.

Empezaremos a escribir tu propio libro, tu propia historia.

Tómate el tiempo que quieras para reflexionar, cuestionarte, practicar la introspección y relatar, con toda tu creatividad, esta experiencia.

Espero que puedas inspirarte y transmitir tus pensamientos y sentimientos. Al hacerlo podrías estar sanando tu alma y tu cuerpo o quizá simplemente estemos juntos, poniendo en orden pensamientos, sentimientos y recuerdos.

Quizá a través de estos ejercicios solamente puedas desahogarte o expresarte como no lo habías hecho antes, o puede ser que te ayude a cuestionarte y, a través de un pensamiento crítico, buscar la manera de mejorar tu calidad de vida.

Este ejercicio de *escritura* está dirigido a aquellas personas que, como yo, deseamos **detener** la enfermedad cualquiera que sea, darle vuelta a la página y no sabemos cómo. O quizá para aquellas personas que ya la **detuvieron** y no supieron cómo, pero lo lograron; o para aquéllas que están junto a alguien que está o estuvo en esta lucha.

No sé si se logre sanar o no en cada caso, pero lo primero que debemos preguntarnos es ¿Se desea o se deseó, realmente la curación con cada poro de la piel, con cada milímetro del cuerpo, con el alma, con el corazón y con la razón?

Escribe sinceramente si deseas curarte y **detener** la enfermedad o no; si deseaste curarte y **detenerla** o no; si deseas que tu ser querido se cure y la **detenga** o no… Exprésate con libertad…

Sí ☐ No ☐

¿Por qué?

___

___

___

___

___

___

___

___

___

___

¿Sabes? Todos tenemos una fuerza interna que nos permite luchar para sobrevivir. Algunos lo llaman instinto de supervivencia otros, instinto de vida.

Esa fuerza está en nuestro inconsciente, es la energía que en ocasiones nos hace que nos levantemos, nos bañemos, hablemos, comamos, caminemos, trabajemos, leamos, a pesar de sentir que no podemos o no queremos hacerlo. Esa fuerza está compuesta por **amor**. Más adelante hablaremos de su importacia en la enfermedad.

Si deseas salir adelante o lo deseaste en su momento; si deseas que tu ser querido lo haga; quiere decir que estás o estuviste dispuesto a luchar, a escalar esa difícil montaña que te ofrece una posibilidad de hacer lo que esté en tus manos para **detener** la enfermedad y echarle ganas. Quiere decir que tu instinto de vida está actuando adecuadamente dentro de tí.

Por cierto, la mayoría de la gente que está a nuestro alrededor, con la mejor voluntad, nos dice que le echemos muchas ganas. Todo el tiempo me he preguntado ¿qué quiere decir echarle ganas?, o ¿cómo se echan ganas cuando estás teniendo una experiencia tan dolorosa, tan descontroladora, tan difícil? ¡A veces oír esa expresión hasta nos enoja o nos irrita! ¡Nos parece tan simple para lo que estamos viviendo!

La verdad es que así como me lo han dicho, yo se lo he dicho a otras personas cuando han pasado por situaciones similares a la nuestra. Yo también tuve la desafortunada experiencia de que, unos meses antes de recibir mi diagnóstico, a mi hermana mayor le detectaran cáncer de mama. Yo también soy familiar de un paciente que **detuvo el cáncer.**

Yo recuerdo que, en su momento, le dije a mi hermana que le echara muchas ganas, que mucho dependía de ella, que la actitud positiva era muy importante. También le repetía estas palabras, con la mejor de las intenciones, a una amiga muy querida quien estuvo **deteniendo el cáncer** durante diez años.

Ahora me doy cuenta de lo ajena que estaba yo de saber la experiencia tan difícil que estaban viviendo.

¡Échale ganas! ¿Cómo? Cuánto significado puede tener para uno ese "échale ganas" cuando se está dentro del problema y qué distinto significado puede tenerlo para quienes están fuera de la enfermedad.

Pues bien, te diré qué he llegado a pensar que significa ¡échale ganas!... Es el mejor deseo que puede tener la persona que te lo dice, que está cerca de tí y que te quiere y no sabe qué hacer por ti.

Es el desear que te alivies, que seas fuerte, que luches para sanarte, que no te deprimas, que sigas en lo posible teniendo tu vida normal, que disfrutes día a día, que **detengas** el cáncer o cualquier otra enfermedad, que ayudes en lo posible a que tu ser querido lo **detenga**, que sepas que te apoya y que está dispuesta a hacer todo lo que esté en sus manos para ayudarte. Que seas una persona resiliente.

Para tí, ¿qué significa echarle ganas?

¿Estás dispuesto(a) a echarle ganas? (Paciente o persona cercana al paciente) ¿Para qué?

En fin, confiemos en nuestro instinto de vida, en el instinto de vida de nuestro ser querido, y si escribiste anteriormente que sí deseas luchar, pues adelante! Yo también.

Si escribiste que no, te sugiero que te tomes un tiempo y luego retomes el libro para continuar.

Para echarle ganas necesitamos buscar una razón que nos de la fuerza para luchar, estoy segura que la encontrarás si piensas en el amor. Busca una razón para vivir; ayuda a tu ser querido a encontrar una razón para vivir, para que pueda vencer la batalla. ¡La actitud es muy importante!

Escribir tu libro es también una forma de echarle ganas, porque el simple hecho de recordar, de relatar, de expresar tu propia experiencia y sentirla te llevará a fortalecerte, lo cual es indispensable para salir adelante o para ayudar a tu ser querido a salir adelante o para acompañarlo hasta el final.

Para tí que ya te curaste; o para tí que estás junto al ser querido que ya se curó, o que ya no está, también será de gran provecho narrar tu experiencia.

Conforme vayamos *escribiendo con libertad* podremos sentirnos orgullosos, alegres, tristes, y seguramente empezarán a surgir emociones que tenemos guardadas y que no lo sabíamos. Este ejercicio de introspección y de pensamiento crítico nos llevará a sentir alivio y liberación.

Echarle ganas también significa que estamos en la etapa del regateo, identificada por Elisabeth Kübler Ross.

Diagnóstico

Puede ser que al vivir esta experiencia tan dolorosa, se unan más las personas, la familia; puede ser que valoremos más la vida; que quizá nos demos cuenta que necesitamos aprender a ser humildes para pedir lo que deseamos; que nos falta desarrollar la paciencia; que no tenemos tolerancia; o que reconozcamos que hace falta recuperar la fe, el orden, el tiempo.

De lo que estoy convencida es que estas vivencias necesariamente nos hacen crecer, madurar y cambiar, transformarnos, que resultan ser un parte-aguas en nuestra vida. De nosotros depende que este cambio sea para bien y que se refleje en un crecimiento y en un despertar del espíritu.

Estoy segura, porque así lo he sentido yo, que tengamos curación o no, que tu ser querido sane o no, que se pueda **detener** la enfermedad o no, esta dolorosa experiencia trae consigo un regalo divino: descúbrelo.

En mi caso, ha sido valorar a la familia que tengo, cuánto amor me rodea, con cuántos verdaderos amigos puedo contar, cuánta buena voluntad y buena intención he recibido de parte de las personas que conozco y que amo, cuánta fe se necesita para caminar día a día, cuánto amor debemos dar y cuánto recibimos a diario.

En estos momentos, más que nunca, pongamos en práctica nuestra capacidad para relacionarnos, para compartir nuestras vivencias, comunicarnos y disfrutar del acompañamiento de quienes están cerca de nosotros y de nuestro corazón.

También hay ciertos cambios en nuestra personalidad, en mi caso quizá soy menos tolerante y más sensible (difícil combinación). Uno empieza a priorizar y a valorar lo que realmente es importante y lo que consideramos que ya no es, lo empieza a dejar de lado y se enfoca más a lo que verdaderamente vale la pena. Quizá soy menos diplomática aunque trato siempre de ser educada y respetuosa.

Valoro más la gratitud, la amabilidad, la lealtad, la alegría, me conmuevo mucho más con los pequeños detalles, con el contacto físico, con las expresiones de amor y solidaridad, lloro con más facilidad.

En fin, te propongo sacar ventaja de esta experiencia y descubrir cuál es el regalo divino que estás recibiendo.

A partir de tu diagnóstico, o del diagnóstico de tu ser querido, ¿qué cosas positivas te han sucedido? ¿qué ha cambiado en tu vida para bien? Trata de anotar todo lo positivo que ha sucedido, tómate tu tiempo, estoy segura que hay muchas cosas positivas y también negativas, pero te pido hacer un esfuerzo por anotar únicamente lo positivo. Exprésate con libertad…

Cuando yo oí el diagnóstico que me estaban dando, no lo podía creer, cada palabra del doctor me retumbaba en la cabeza como un eco constante hasta que poco a poco me fue invadiendo el miedo.

En un principio el doctor me dijo que tenía yo una masa en el páncreas y que no sabía si era maligna o benigna, sin embargo, también a los doctores se les nota en el tono de la voz y en la expresión de la cara cuando saben que, lo más seguro, es que sea algo maligno.

A partir de ese momento yo no quería ni dormir ya que sentía que la muerte me podría asaltar en cualquier momento y yo no estaba preparada para despedirme de todos y de todo. A pesar de que no me habían dado ningún pronóstico, yo pensé inmediatamente que mi vida estaba a punto de terminarse, es una sensación de que el tiempo se nos está escapando.

Me dí cuenta que tenía muchísimos pendientes como para irme así de repente. Si yo moría pronto tendría que tener mis papeles en regla, ver qué pasaría con mi hijo, decidir con quién viviría, redactar cartas a mil por hora para mis seres queridos y, después de varios días de angustia, me dí cuenta que nunca estaría preparada para morir. En realidad, en algún afortunado momento, me dí cuenta y tomé conciencia de que yo no estaba muriendo, ¡estaba viviendo!

También noté que estaba empezando a vivir con mucha prisa y después de reflexionar, decidí mejor vivir con calma, vivir cada momento lentamente para que el tiempo… NO me alcance.

Cuando uno oye el diagnóstico, aunque no sea el definitivo, inmediatamente piensa que morirá de un momento a otro y en la mayoría de los casos no es así, hay tiempo… Hay tiempo para seguir viviendo, para pedir otras opiniones, para investigar sobre tratamientos, para tomar decisiones, para disfrutar la vida, seguir gozando día a día, minuto a minuto, ¿cuánto? No lo sabemos, pero la muerte no viene junto con el diagnóstico (por lo general).

Decidí entonces dejar de pensar en la muerte y enfocarme a la vida. ¡Seguir viviendo… ésa debía ser mi preparación! El que sabe vivir y disfrutar la vida, sabrá morir en paz.

Tú, ¿qué pensaste en el momento de escuchar tu diagnóstico, o el diagnóstico de tu ser querido? Exprésate con libertad…

Desde hace un par de años padecía de dolores de estómago, de cintura, de espalda y acudí a pedir diferentes opiniones cuando me daban mis "crisis" (así les llamaba yo cuando me daban los dolores más fuertes y me inflamaba toda por dentro).

El diagnóstico de los doctores durante estos años era: gastritis, o sea, inflamación del revestimiento del estómago. Que seguramente yo era una persona nerviosa, sensible y que como era también muy controlada en mis emociones, pues todas mis tensiones se reflejaban en el estómago. Además del estrés, la gastritis se puede presentar por ingerir alimentos irritantes, grasosos, bebidas alcohólicas, medicamentos anti-inflamatorios o muchas veces por una infección del estómago con la bacteria Helicobacter-Pylori y por varias causas más.

Como estos dolores se me reflejaban también en la espalda, otro día consulté a un ortopedista y me sacó una radiografía mostrándome que tenía escoliosis o sea que tenía una desviación de la columna vertebral la cual puede causar dolores fuertes de espalda.

Me recomendó ciertos ejercicios para disminuir el dolor y que no empeorara la desviación. Además debía usar una plantilla porque tenía una pierna más corta que otra (todos tenemos una más corta pero yo un poco más), plantillas que confieso nunca usé. Probablemente éstas eran la causa de mis dolores de espalda que se podían estar reflejando también en el estómago.

En noviembre del 2005, volví a tener una "crisis" y esta vez, guiada como por un mensaje celestial, decidí no seguir tomando aquellas pastillas para la gastritis que me habían recetado varias veces –que por cierto son buenísimas– y que me quitaban la inflamación y el dolor. Después de tomarlas por lo general, en poco tiempo, mi vida volvía a la normalidad.

Ese día, como con un presentimiento que iba más allá de la razón, me dije a mí misma "ya no puedo seguir viviendo así, debo atenderme ya que cada vez son más frecuentes estos dolores". Prácticamente me hice consciente de que todos los días estaba padeciendo de dolor de estómago o de espalda, que casi todos los días tomaba algún analgésico o algún medicamento para las molestias del estómago, esto no era normal.

Debo confesar que me gustaba caer de vez en cuando en ciertos excesos que me producían tal placer, que valía la pena –según yo– pagar el precio (los dolores de estómago). ¿qué excesos? ¡enchilarme! Enchilarme de a de veras, comer chile en exceso, chile chipotle, de árbol, habanero, serrano, etcétera. Era una de mis fascinaciones.

Al comer chile en exceso hay un efecto físico: cuando uno se enchila (entiéndase por enchilarse que se eleve la temperatura del cuerpo, que la lengua se sensibilice hasta el grado de sentir cierto dolor, que empiece uno a sudar y que desee continuar, más más, máaaas!). Cuando uno llega a este extraño y placentero estado, uno empieza a liberar endorfinas y empieza a experimentar placer. Qué extraordinaria sensación! ¡Cuánto placer! ¡Cuánto la extraño! Lo bueno es que no es la única forma de liberar endorfinas.

La endorfina es un agente químico que es producido por el organismo y que funciona como analgésico para disminuir el dolor físico. Cuando liberamos esta sustancia se pueden experimentar sensaciones de placer, alegría y bienestar. Otra forma de liberarlas, según expertos, puede ser a través del ejercicio, de la risa, de relaciones sexuales, bebiendo una taza de café...

Bueno, pues después de pasar varios días comiendo chile en exceso buscando ese placer descrito anteriormente, de ingerir café, en ocasiones comida irritante y algo grasosa, obviamente se me presentaba ese dolor, a veces con menos intensidad, a veces con más. También se presentaba cuando me encontraba bajo estrés. De cualquier forma tomaba mis medicinas y mi vida continuaba.

Ese día de noviembre decidí no tomarme nada y esperar a ver qué pasaba con mi dolor. Éste fue cada vez menos soportable. Llamé al doctor que normalmente me recetaba las fabulosas pastillas para la gastritis y, gracias a Dios, no me pudo recibir ese día.

Fui entonces con el ortopedista pensando que a lo mejor ya se me había roto la columna por eso de la escoliosis y afortunadamente tampoco me pudo recibir porque ese día tenía su agenda saturada.

Yo ya no podía más; además del dolor de espalda y de estómago tenía ya también dolor de pecho, así que llamé entonces a la cardióloga de la familia, doctora Lilia Avila, (quien es además de una excelente cardióloga, un extraordinario ser humano y una muy querida amiga). Me recibió y me revisó y me dijo que todo provenía del estómago, que seguramente tendría que ver a un gastro-enterólogo y me recomendó hacer una cita con el doctor Fernando Bernal quien descubrió que tenía yo un tumor.

Mientras hacía la cita y esperaba hasta el día que me pudiera recibir, me recetó un medicamento que empecé a tomar y, obviamente me empecé a sentir cada vez mejor.

Es increíble cómo los analgésicos y ciertos medicamentos pueden aliviar una molestia y confundir a los doctores en los diagnósticos. En mi caso es sorprendente cómo me pude aparentemente "aliviar" tantas veces, y quizá durante varios años, a través de ciertos medicamentos, de las molestias de una enfermedad tan seria como el cáncer.

Por experiencia propia, recomiendo que si alguna persona padece de un dolor constante, cuando se les presente éste de una forma intensa, no se tomen ningún analgésico y acudan lo más pronto posible al médico o al hospital. Quizá el analgésico esconda algún problema de salud grave como sucedió en mi caso.

Acudí a la cita una semana después dudando ir porque cuando uno ya se siente bien, empieza a pensar que a lo mejor exageramos y ya no es necesario ir con un especialista. Pensamos que ya sabemos cuál es la razón del padecimiento y deducimos que es por ciertos excesos y por el estrés.

Pensé: "seguramente me dirá lo que yo ya sé, que se me inflama el estómago por comer chile, irritantes, café..."

Créanme que estuve a punto de no ir, pero dentro de mí había un sexto sentido, o una voz interna o quizá un Ángel de la Guarda, que me hizo que esta vez no me aguantara y acudiera a consultar a alguien más porque algo estaba sucediendo. Este presentimiento me hizo que fuera a la cita.

Todo lo anterior me llevó a reflexionar mucho cuando leí en el libro de Víctor Hugo Rascón "¿Por qué a mí? Diario de un Condenado", la siguiente información que me dejó impactada: "Más de la mitad de los cánceres se diagnostican en fase avanzada" ... "El cáncer es ahora la segunda causa de muerte en México"... "Cada año se diagnostican en México cien mil nuevos casos de tumores malignos"... "Un 85% de los tumores malignos se manifiestan con pérdida de peso, fiebre prolongada, palidez, dolor de cabeza"... "El 90% de los cánceres en México se habrían curado si se hubiesen detectado en su primera etapa."[6]

El gastroenterólogo me revisó y, de acuerdo con lo que le platiqué, me dijo que tendría que hacerme un ultrasonido ya que aparentemente podría ser un problema de gastritis, de colitis (inflamación del colon y del intestino grueso), de úlcera (llaga que afecta la mucosa que recubre el estómago) o esofaguitis (inflamación del esófago). Yo pensé: "qué bueno que ahora sí voy a encontrar un tratamiento que me evite llegar a estos grados de incomodidad". Me mandó a hacer un ultrasonido ya que este estudio nos sacaría de dudas.

Me hice el ultrasonido una semana después de ver al doctor y un día después de haber asistido a un extraordinario concierto en el Auditorio Nacional (que por cierto fue una invitación de una gran amiga con quien me divertí tanto como siempre lo he hecho en todos los conciertos a los que he tenido la oportunidad de asistir).

Cuando llegué a hacerme el ultrasonido, la doctora que lo practicó me preguntó que cuál era la razón por la que me habían enviado a hacer el estudio y le comenté qué molestias había yo tenido durante tantos años.

---

[6] *¿Por qué a mí? Diario de un Condenado*. Víctor Hugo Rascón Banda, pp. 85 y 86

Empezó a hacerlo y de repente se quedó como estática en el área donde se encuentra el hígado, después repasaba y repasaba el área abdominal. Cuando repetía y repetía el movimiento como para convencerse de que lo que estaba viendo era lo que estaba imaginándose, yo me empecé a sentir nerviosa. Le pregunté si veía algo malo y obviamente me dijo que el doctor me daría los resultados.

Salió un momento y cuando regresó volvió a pasar el aparato por la misma área abdominal y del hígado una y muchas veces más. Aunque me pareció que esto podría significar que pudiera haber algo grave, me traté de convencer a mí misma que no podía ser así (etapa de negación).

El estudio lo entregaron días después y, como seguramente todos lo hemos hecho alguna vez, lo abrí antes de ir al doctor. Recuerdo que me acompañó mi papá y mi hermana menor, Vero. ¡Oh sorpresa! ¡Decía que tenía una masa en el páncreas con metástasis en hígado! Lo único que pensaba era: "¿qué quiere decir eso?, ¿dónde está el páncreas?, ¿de qué es esa masa, de qué tamaño?" ¡Cuántas preguntas sin respuesta!, ¡cuánto miedo!

Mi papá y mi hermana simplemente guardaron silencio un rato, seguramente pensando y presagiando lo mismo que yo. Platicamos de regreso a casa pero no recuerdo y, estoy segura que ellos tampoco, qué fue lo que hablamos. Los tres estábamos angustiados por lo que leímos y no quisimos entender, pero los tres disimulamos nuestra angustia para no hacer sentir mal a los otros dos.

Obviamente aunque no sabía de qué tipo era la masa, la palabra metástasis se relaciona totalmente con ¡cáncer!

Yo sabía que los tumores benignos no invaden otros órganos o tejidos. En cambio los tumores malignos son los que hacen metástasis, es decir, que las células cancerígenas a través de la circulación de la sangre o por ganglios linfáticos, se dirigen a otros tejidos u órganos sanos.

Además, sin que sea uno médico, sabemos que cualquier problema en páncreas e hígado suenan a órganos vitales y, por consiguiente, a problemas serios.

Checando en algunos libros de biología, ubiqué el páncreas como una glándula sólida localizada sobre la pared posterior del abdomen, entre el estómago y la columna. ¡Con razón mis dolores de estómago y espalda!

Ahora sé que el páncreas libera enzimas que ayudan a la digestión y también produce hormonas llamadas glucagón e insulina las cuales ayudan a mantener un nivel normal de azúcar en la sangre. Mide aproximadamente entre 15 y 18 cms. Mi tumor midió en principio aproximadamente 8 por 5 cms y está ubicado en cola y cuerpo del páncreas. Ahora parece que mide 7.5 por 5 ¡está ligeramente más pequeño!

También sé que el hígado es el órgano interno más grande que tenemos y es uno de los más importantes. Sus funciones tienen que ver con la síntesis de proteínas, de factores inmunológicos y de coagulación y sustancias transportadoras de oxígeno y grasas. Secreta bilis para la emulsión y absorción de grasas. Elimina el exceso de glucosa almacenándolo hasta que el organismo lo vuelva a necesitar. (Información extraída de *Enciclopedia Encarta*).

Increíble pero tanto mi páncreas como mi hígado funcionan hasta la fecha muy bien. No tengo problemas de azúcar y mis índices en los resultados de laboratorio, están dentro de los rangos esperados.

Sentía que mi cerebro rebotaba estas palabras, las rechazaba, no las dejaba entrar, no las podía procesar, no las podía aceptar. Mis ojos tristes se fijaron una y otra vez en cada uno de los términos que informaban del resultado obtenido en el ultrasonido.

Asistí a la cita del doctor Bernal y me confirmó lo que decía el estudio. Tenía yo un tumor en páncreas con metástasis en hígado...

Recuerdo que ese día yo quería ir sola a la cita, sin embargo mi mamá insistió en acompañarme. Qué bueno que lo hizo porque si hubiera ido sola no hubiera tenido la fortaleza para escuchar lo que el doctor me estaba diciendo. En cambio como mi mamá casi se desmaya del susto, yo tuve que hacerme la fuerte.

Recomiendo que en estos casos de diagnósticos graves, siempre vayan acompañados. Por lo general al recibir una noticia grave, entramos en shock y no oímos todo lo que nos dicen sino que captamos sólo ciertas palabras. Al ir 2 o 3 personas a las citas, ya se complementa la información con lo que cada quien escuchó y recuerda. Además de que el apoyo emocional es fundamental en estos momentos.

Hay muchas razones por las cuales los pacientes frecuentemente no comprenden o no recuerdan partes importantes de las conversaciones con sus médicos, por lo cual se sugiere también tomar notas (o grabar la conversación) durante la visita. Otras recomendaciones para entender y recordar lo que dice el médico son: visualizar lo que se está explicando (pidiendo al médico que te muestre un dibujo o un esquema), pedir explicaciones en términos que resulten familiares, preguntar de qué modo se puede aprender más (mediante folletos, libros o videos, por ejemplo) y repetir lo escuchado para poder esclarecer cualquier problema de comunicación.

Recuerdo la cara pálida de mi mamá, no podía creer lo que estaba oyendo. Veía al doctor con un coraje como pensando: "¿cómo se atreve este doctor a decir que mi hija tiene un tumor, que puede ser maligno y que normalmente estos tumores no duelen a menos de que esté uno en fase terminal?" ¡De qué me estaban hablando!

Salí de la cita y le llamamos inmediatamente a la doctora Lilia Avila quien amablemente nos recibió en ese momento. Con toda la paciencia y con un poco más de atención por nuestra parte, nos explicó con un cuerpo humano a escala de una manera muy sencilla lo que me había diagnosticado el doctor. Nos quedó un poco más clara la ubicación del problema y nos reiteró que no se sabía aún de qué era esta masa, para saberlo se requería una biopsia.

Después de dejar a mi mamá en su casa me estacioné en la calle y rompí en llanto. Me invadió el miedo. Hablé con mi hermano Jorge por teléfono y me tranquilizó bastante y me ofreció pedir más opiniones. Así lo hicimos mis hermanos y yo. Todos los médicos que consultamos coincidieron en que era urgente la biopsia.

Cuando dí la noticia a mi familia y amigos, se me quedó grabada cada una de las caras de: mi papá, mi hijo, mis hermanos, mis cuñados, mis sobrinos, el papá de mi hijo, mis amigos, mis seres queridos.

En principio era una cara de sorpresa y de incredulidad. Después de un momento de asimilar la noticia, aunque querían verme con ojos de consuelo, su lenguaje corporal y su mirada eran de una tristeza profunda de una desconocida incertidumbre y un gran desconsuelo. De una gran impotencia y una clara solidaridad.

A partir del día del diagnóstico y durante mucho tiempo después, lloré en la regadera cada vez que me metía a bañar. No sé si caía más agua de la regadera o de mis ojos.

Para saber qué tipo de tumor tenía, el doctor Sánchez Forgach me pidió hacerme una tomografía urgente para considerar la posibilidad de operarme a la brevedad posible, con el fin de ver si me lo podían extraer, analizarlo, tomar una biopsia y determinar el diagnóstico de este mal.

Este mal que tiene muchos apellidos, que todos se llaman carcinoma pero unos se apellidan linfáticos (de ganglios), otros cervico-uterinos, otros de pulmón, de mama, de huesos, melanoma (cutáneo), de riñón, de estómago, leucemia (médula ósea), etcétera.

Este mal que dependiendo de su nombre tienen un comportamiento distinto. Algunos son sumamente agresivos, invaden tejidos circundantes o se propagan por todo el cuerpo, otros tienen un crecimiento lento y permanecen sin cambios durante años, aún en casos donde no se recibe ningún tratamiento.

El mío se apellida Neuroendócrino. De acuerdo con ciertas investigaciones, este tipo de cáncer es poco común. El 5% de carcinoma en páncreas corresponde al neuroendócrino y aparentemente tiene un mejor pronóstico que el adenocarcinoma que representa el 95% de los casos.

¿Qué tipo de carcinoma o de enfermedad estás **deteniendo o detuviste**?

___

___

___

¿Qué tipo de carcinoma o de enfermedad **detiene o detuvo** tu ser querido?

___

___

___

¿Cómo fue que te descubrieron a tí la enfermedad, o cómo se la descubrieron a tu ser querido? Por favor trata de detallar cada momento, como lo hice yo y recordar paso a paso cómo fue que llegaron al diagnóstico? Exprésate con libertad…

___

___

___

___

___

Hasta el día del diagnóstico, yo llevaba una vida normal, me levantaba temprano, me iba a trabajar , frecuentemente comía en casa de alguna hermana o en casa de mis papás o en casa con mi hijo, o con algún amigo o amiga. Llevaba una vida típica de una feliz mujer de 47 años, con un hijo de 20.

Trabajaba, estaba pendiente de mi casa, mi hijo, mi familia, mis amigos, me gustaba mucho tomar cursos para actualizarme, tenía planes a punto de realizarse para la aplicación de nuevas técnicas terapéuticas para niños con problemas de atención e hiperactividad, acababa de rentar un consultorio y, de un día para otro, me ponen freno de mano a mi vida y resulta que tengo algo maligno y que es probable que me quede poco tiempo de vida.

Resulta TERRIBLE que sin que uno lo pida, y sin estar de acuerdo, le pongan un alto forzoso en el camino cuando en realidad lo que se desea es seguir con la inercia inconsciente o consciente que uno ha creado a lo largo del tiempo.

¿Cómo era tu vida o la de tu ser querido antes del diagnóstico? A qué se (te) dedicaba(s), cuál era su (tu) rutina, qué actividades hacía(s) normalmente, con quién?

Exprésate con libertad…

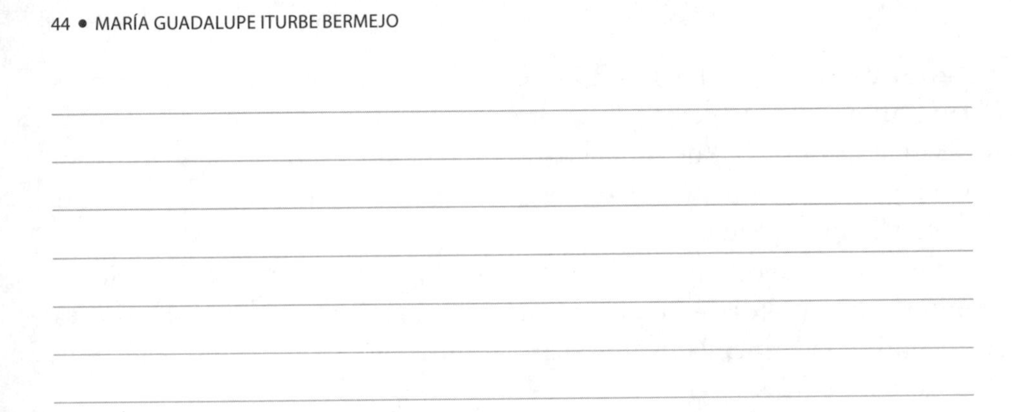

¡Qué sensación tan extraña! A partir de un diagnóstico así, cuánta incertidumbre, cuántas preguntas, cuántos pensamientos fluían sin parar, ¡cuánto dolor, cuántos cambios! ¿en qué momento se puede empezar a formar algo tan extraño dentro de nuestro cuerpo? ¿por qué no lo sentimos? ¿por qué no nos damos cuenta?

En principio quería pensar que estaba equivocado el diagnóstico y quería quedarme, inconscientemente durante un tiempo en la etapa de negación, sin embargo entré a la de depresión, y, un poco forzada por la familia, a la de regateo.

Es decir, puse fecha para operación y tratamientos y acepté ponerme en manos de los doctores con la esperanza de recuperar la salud y de que una vez que me hicieran la biopsia me dijeran que esa masa era benigna y ahí se pudiera terminar esta pesadilla.

Tengo un amigo que siempre me ha dicho que Dios nos hizo muy complicados. Durante mucho tiempo pensé que estaba equivocado, ahora pienso que no es que nos haya hecho complicados sino que nos hizo perfectos, somos un modelo sumamente sofisticado. Cualquier falla en nuestro cuerpo, puede desencadenar una serie de trastornos inimaginables.

Si nos ponemos a estudiar el funcionamiento de nuestro cuerpo, cada milímetro, las funciones simultáneas, los órganos, las células, en fin. Si de repente algo se altera, toda esta compleja máquina se trastorna.

No nada más físicamente somos complicados y sofisticados sino también psicológicamente. La mente es complejísima y difícil todavía de descifrar. Como seres humanos cuánto nos falta por descubrir acerca del cuerpo, del alma, de los sentimientos, del pensamiento... ¿Por qué se presentan ciertas enfermedades, disfunciones, alteraciones físicas y mentales? En algunos casos se sabe por qué, en otros, los más, aún no.

Podríamos decir que algunas veces traemos información genética que influye en el desarrollo de nuestro cuerpo y de nuestra mente, que el medio ambiente también interfiere, en fin, hay muchas respuestas, pero creo que al final podría concluir que es porque Dios nos hizo seres perfectos y altamente sofisticados.

Afortunadamente podemos mientras confiar y agradecer a tantos médicos y especialistas, porque cada vez se sabe más sobre todas las enfermedades y tratamientos para combatirlas.

Hay algo que recuerdo que hice cuando recibí el diagnóstico y fue *escribir* cartas a mi familia y amigos. Sentía tanta necesidad de expresar mi gratitud, amor, deseos, que no había otra forma de hacerlo más que a través de cartas, ya que el pretender expresarse verbalmente en esos momentos es prácticamente imposible. Simplemente con el hecho de pensar en lo que quería decirles me hacía sentir un nudo en la garganta tan fuerte que me costaba trabajo hasta tomar agua. Parecía que se me empezaba a formar como la "Manzana de Adán".

Aunque recuerdo que fue muy doloroso ese momento, creo que el ejercicio fue una experiencia muy satisfactoria y muy liberadora. Me gustaría mucho que lo hicieras tú también.

Escribir lo que uno siente es importante, no porque vayamos a morirnos hoy, sino porque algún día sí nos moriremos y quizá nos vayamos de este mundo sin haberles dicho a nuestros seres queridos lo que sentimos; o puede morir nuestro ser querido sin saber lo que sentimos por él (ella). Puede ser una carta de despedida, de agradecimiento, de reclamación, de perdón, de amor, de lo que quieras.

Te invito a reflexionar por un momento y a hacerlo. Te invito a confiar en las bondades que te brindará este ejercicio y a escribir con libertad. No te preocupes si lloras, deja que las lágrimas limpien tu alma, deja que tu corazón se vaya vaciando poco a poco de todas estas emociones encontradas.

Hazlo tranquilamente, tómate el tiempo que sea necesario, *escribe* lo que tú sientes en este momento, no te midas, expresa todo, por doloroso que sea. Verás que te tranquilizarás al final.

Si sientes que ya has llorado mucho y al *escribir* nuevamente tus experiencias lo vuelves a hacer, no te preocupes. No pienses que estás retrocediendo en el proceso que tenemos que vivir, al contrario, es señal de que aún tienes esa sensación dolorosa que hay que sacar, esa es parte de la liberación de la enfermedad tanto del alma como del cuerpo, esto es también "echarle ganas"; ¡llorar sana!

Para escribir esta carta o cartas, piensa en las personas a quienes se las vas a dirigir y recuérdalas. Si ya te curaste tú que has sido paciente, de todas formas hazlo. Si estás viviendo o viviste esta experiencia junto a ese ser querido escríbele a él o a ella lo que te gustaría que supiera (hazlo, esté esa persona con vida o no en este momento). Exprésate con libertad...

Puedes mostrar estas cartas a esas personas a quienes se las *escribiste* o dejarlas en este valioso libro. Algún día las leerán aquéllos a quienes están dirigidas o quizá no necesiten leerlas porque ya saben tu sentir, porque se los has expresado con hechos, con palabras, con manifestaciones de amor y ternura.

A veces tenemos emociones tan lindas hacia la gente que nos rodea o aún hacia la gente que ya no está con nosotros, y expresarlo en una plática, con un abrazo, o en una carta es sumamente sano para el alma.

Te felicito, vamos avanzando juntos, vamos muy bien.

Miedo *vs.* amor
Amor *vs.* muerte

Anteriormente comentamos que todos tenemos una fuerza interna que nos permite luchar para sobrevivir, es el instinto de vida y se alimenta a su vez de una fuerza que está compuesta por el AMOR.

El amor es fundamental en nuestra vida. Todos sentimos amor pero a veces no lo sabemos o no queremos reconocerlo. Por más sola que una persona se pueda sentir, basta que busque dentro de sí misma y seguramente se dará cuenta de que ha experimentado el amor en algún o en muchos momentos de su vida, que ha tenido por lo menos una relación significativa.

Trata de recordar esa sensación, cierra los ojos, piénsala, revívela, inunda tu ser de esta maravillosa sensación de amor, de esta gratísima experiencia, de este valioso recuerdo.

Este amor, aunque se haya sentido hace mucho o poco tiempo, haya durado mucho o poco, haya sido de un familiar a tí o de tí a un familiar, de un amigo hacia tí o de tí hacia tu pareja, hijo, amigo, empleado, maestro, jefe, Dios... ese amor ya se impregnó dentro de tí y nadie podrá quitártelo. Esta experiencia de amor ya es tuya y la llevarás por siempre dentro de tí. Basta con que la recuerdes para que la revivas.

Este amor, al sentirlo, recordarlo, imaginarlo, agradecerlo, te dará la fuerza para salir adelante o para ayudar a tu ser querido con su lucha, porque el amor puede curar, despertar el espíritu, alegrarte, sanar, **detener** enfermedades, mejorar la calidad de vida.

Supongo que no has tenido sólo una experiencia de amor en tu vida sino varias, muchas. No las olvides nunca por favor ya que "el olvido es la muerte de todo lo que vive en el corazón" (Alphonse Karr).

Escribe alguna experiencia de amor que hayas sentido. Antes de escribirla recuérdala, siéntela, revívela. Al hacerlo estarás entrando a la etapa del regateo y quizá de aquí te encamines hasta a la de aceptación. Exprésate con libertad…

Muchas veces aún hasta en momentos en que se está viviendo una tragedia, se hace presente el amor.

De las experiencias de amor más grandes que yo he tenido en mi vida fue hace varios años: mi hijo Andrés (quien tenía 18 años en ese momento) tuvo un accidente automovilístico muy fuerte.

Tuvo una contusión cerebral y se fracturó la mandíbula en 3 partes. Estuvo 3 días con los ojos cerrados, sin hablar, sin reaccionar, durmiendo. Los médicos, que esperaban que despertara en menos tiempo para poderlo operar de la mandíbula, no se explicaban por qué no lo había hecho después de 3 días. Le hicieron una resonancia magnética y se dieron cuenta que tenía daño axonal difuso.

En algunos casos cuando una persona recibe un golpe fuerte en la cabeza o por exponer al cerebro al poder o a las fuerzas de la inercia, los axones que son una parte de las células del cerebro, se deforman o se dañan. Este daño puede provocar problemas posteriores de aprendizaje, memoria, lenguaje o de alguna otra área del cerebro y era la razón por la que Andrés no despertaba.

Por supuesto, cuando uno oye este diagnóstico de un hijo, siente que el tiempo se detiene y que la vida ya no sigue, porque lo que se está viviendo es tan fuerte y tan doloroso que se suspende uno en el espacio y lo único que se antoja es satisfacer esa gran necesidad de recuperar la esperanza de que todo esto pasará y que todo saldrá bien, de orar y de agradecer de todo corazón, por todo ese amor que se transmite de parte de las personas que están con nosotros.

"La oración vuelve menos amarga la aflicción y más pura la alegría; mezcla a la primera una fuerza y dulzura desconocidas y a la segunda un perfume celestial" (Felicité Robert de Lamennais).

Recuerdo que conforme la gente que nos conocía se iba enterando, nos llamaban, iban al hospital, se organizaban para hacer cadenas de oración, y se hacían presentes de una u otra manera para demostrar que estaban dispuestos a hacer lo que fuera necesario.

Gracias a Dios, Andrés despertó al cuarto día de estar internado y por fin lo pudieron operar de la mandíbula. Después de 4 días de haber realizado la operación, lo dieron de alta en el hospital y su recuperación fue muy lenta y muy dolorosa.

Después de recibir fisioterapia diaria para volver a caminar y después de tener inmovilizada la mandíbula con ligas que sujetaban los dientes superiores con los inferiores para no abrir la boca durante 3 meses y alimentarse con papillas y popote, se recuperó al 100% ¡sin ninguna secuela!.

Andrés es un joven resiliente. Se fortaleció a partir de este evento, ahora Andrés y toda la familia somos diferentes, nos transformamos, nos unimos y nos amamos más. Vemos la vida de diferente manera.

En esta experiencia tan dolorosa, recibimos tanto amor de parte de tanta gente, de la familia, de todos los seres queridos, de amigos, que sin saberlo, nos han ayudado a llevar a cabo un proceso de reconstrucción de cada una de nuestras vidas, sin saberlo conscientemente, hemos ido desarrollando los pilares de la resiliencia.

Ahora creo firmemente en los milagros, en el enorme poder de la oración, la fe, la buena voluntad, el amor y las ganas de vivir, en que somos mucho más fuertes de lo que podemos imaginar, en que somos resistentes.

Por supuesto que la magnífica intervención de los médicos que lo atendieron fue fundamental. Fuimos bendecidos al encontrarnos con doctores tan profesionales y viviremos siempre agradecidos con ellos: Gerardo Zambito y Fernando Magallanes y por supuesto con el doctor Sergio Flores por recomendárnoslos, por despejar nuestras dudas y angustias, y por visitar a mi hijo todos los días durante su estancia en el hospital. También las visitas del doctor fueron importantísimas para sentir esperanza y alivio.

Hay experiencias de amor muy fuertes como la que acabo de comentar y otras igual de intensas pero en vez de ser tan dolorosas, son gratificantes como es: el apoyo incondicional y la ternura de un padre; la devoción, consuelo y consejo de una madre; el encanto y apoyo de una pareja; la bondad, la mirada y la inocencia de un hijo; el abrazo y el sacrificio de un hermano; la fuerza y la entrega incondicional de una hermana; la complicidad y la ayuda de una amiga; la solidaridad y compasión de la familia; la lealtad y agradecimiento de un amigo; la tolerancia y paciencia de una hermana del alma…

Alguna vez escuché que Aristóteles decía que la amistad es un alma dividida en dos cuerpos y yo me atrevería a agregar que la familia, también es como un alma dividida en cada uno de sus miembros. Tu familia al igual que tus verdaderos amigos tienen el don para escucharte, percibirte, sentirte, oírte, entenderte, hablarte, reconfortarte. A mi amada familia y a todos mis queridos amigos: Gracias, Mil Gracias por su paciencia, amor, cariño, apoyo, presencia, tolerancia y buena voluntad.

"El agradecimiento es la parte principal de un hombre de bien". Francisco Quevedo y Villegas

¿Te gustaría agradecer a alguien? Hazlo, exprésate con libertad...

Si tienes pareja, cuétame qué es lo que más le puedes agradecer en este difícil camino: su presencia, su amor, su ternura, su apoyo, su paciencia, sus oraciones, sus abrazos, sus desvelos... O si tu eres la pareja del paciente, ¿qué es lo que más le agradecerías? Su fortaleza, su ánimo, su actitud, su valentía... Exprésate con libertad...

Hay parejas que se unen más ante el dolor, la enfermedad, las pérdidas, pero hay también otras que se alejan. Si tienes pareja ¿Cómo fue tu caso?

____

____

____

____

____

____

____

____

____

Además de que el amor sana, ¿sabías que también acaba con el miedo? Entre más amor traigas a tu mente, menos miedo sentirás. En vez de pensar todo lo negativo que puede suceder, y pensar lo infeliz que puedes sentirte o pensar en el dolor, te invito a que cambies ese pensamiento y traigas a tu mente experiencias de amor y las revivas, las vuelvas a sentir, las recuerdes con detalle, hazlo constantemente y el miedo desaparecerá. Yo lo he comprobado, compruébalo tú.

Cuando uno se desenfoca del dolor tanto físico como espiritual, automáticamente viene una sensación de alivio.

Te puedo asegurar, por experiencia propia, que el amor que te tiene cualquier persona se va a transmitir de una manera muy especial en el momento en el que te enfermas o se enferma algún ser querido, y esa energía provocará reacciones en tu cuerpo.

Estoy segura que alrededor tuyo hay alguien que te quiere expresar ese amor. Recíbelo, imprégnate de él y siéntelo. ¡Desenfócate del miedo y enfócate en el amor!.

No te cierres, no lo rechaces, abre los ojos, está frente a ti, demuestra tu capacidad para relacionarte. El amor nos ayuda también a mantener elevada nuestra autoestima y a mejorar nuestro sentido del humor, pilares fundamentales de la resiliencia.

Todo el amor que damos se nos devolverá en esos momentos de enfermedad o en situaciones difíciles como la que estás viviendo o viviste. Lo importante es que estés consciente de ese amor, que lo valores, que lo conserves dentro de tí. Acuérdate cuándo y con quién lo sentiste, cuándo lo has dado tú y a quién. Tómate tu tiempo y llénate de estas imágenes para que se produzcan y reproduzcan en tu mente provocando sensaciones de bienestar.

Se trata de alejar los pensamientos que nos generen miedo, que los cambiemos por pensamientos de amor que nos hagan sentir fortaleza y paz para poder luchar. El amor es curativo.

En este proceso tendremos una experiencia espiritual para renunciar al miedo y aceptar el amor en nuestro corazón.

El amor no se puede destruir, se podrá ocultar, negar u olvidar pero destruirse, jamás.

Además de que es curativo, el amor te hace que sientas fuerza para moverte, que seas creativo, que tengas iniciativas. Si piensas en el amor buscas alternativas, haces esfuerzos que pensabas que no podrías hacer, buscas soluciones para tu padecimiento o para apoyar a tu enfermo, obedeces a los doctores, y haces todo lo posible por mejorar o por que mejore tu ser querido.

El amor te ayuda a ubicarte en la etapa de regateo y te permite acercarte a la etapa de aceptación.

Si pensamos en la muerte más que en la vida, además de que nos llenamos de miedo, nos paralizamos, nos sentimos imposibilitados para movernos, para buscar soluciones, vivir, sanar: nos auto-desahuciamos. Cambiemos este pensamiento por uno propositivo.

¿Qué prefieres? Pensar en el amor y tener esperanza y fe o pensar en el miedo y la muerte y quizá morir antes de tiempo o quizá no poder ayudar a ese ser querido que está luchando por vivir.

Escribe qué prefieres, exprésate con libertad…

____

____

____

____

____

____

____

Discúlpame que insista pero es muy importante que confirmes en todo momento, ¿deseas luchar para detener la enfermedad hasta el momento de morir? ¿deseas luchar junto con tu ser querido hasta el final?

Si la respuesta es sí, pues te felicito porque al seguir este proceso seguramente pasarás de la etapa del regateo y de la depresión a la de aceptación y te acercarás cada vez más a la transformación que tienen las personas resilientes.

Tratamientos

Muchos de ustedes o su ser querido, seguramente han pasado por lo mismo que yo. Operación, quimioterapias, cambio de médicos por no obtener los resultados esperados, cambio de médicos porque aún no saben cómo tratar ciertos carcinomas, cambio de médicos esperando encontrar la respuesta positiva de que será curable y de que quizá el diagnóstico está equivocado.

Iniciar los tratamientos después del diagnóstico es equivalente a entrar a un cuarto oscuro donde no sabes de qué tamaño es, hacia dónde puedes caminar, si te vas a caer, si te vas a lastimar, si te vas a tropezar, si te puedes apoyar en algo para sentirte más seguro, si podrás salir de ahí.

En este arranque habrá que ver de qué nos agarramos para no caernos: puede ser del amor, de la fe, de la esperanza, de Dios. Yo personalmente no concibo vivir esto sin tener fe en Dios y sin amor.

A tí ¿qué te ha ayudado a salir adelante o a no caer? ¿De qué te has apoyado en este cuarto oscuro al que estás entrando o entraste en su momento, o entró tu ser querido? Exprésate con libertad…

Empecé mis tratamientos médicos con una operación en Diciembre con el fin de ver si los doctores que me operaron podían extraer el tumor. Desafortunadamente no se pudo hacer y simplemente se tomó una biopsia del páncreas y del hígado. Para esta operación me tuvieron que hacer una incisión que va de la altura del esternón a la parte inferior del ombligo, una herida aproximadamente de 22 cms.

Los doctores Martínez Macías y Sánchez Forgach salieron después de la operación la cual duró aproximadamente de 3 a 4 horas, y le comentaron a mi familia, con gran pesar, que no habían podido sacar el tumor ya que estaban comprometidas varias venas y arterias importantes.

El doctor Carlos Sánchez Basurto, mi ginecólogo, uno de los mejores Oncólogos especialista en cáncer de mama del país, entró a la operación, por petición mía, simplemente como apoyo y acompañamiento. Este gesto de cariño y solidaridad me llenó de confianza en el momento de la operación, lo agradezco enormemente.

El pronóstico no era bueno más bien era muy malo ya que tendría poco tiempo de vida, sin embargo, me darían quimioterapias a ver cómo respondía. Habría que hacer toda la lucha posible pero también habría que prepararse para lo peor. Estaba confirmado: es CÁNCER en páncreas con metástasis en hígado.

La recuperación de la operación fue dolorosa tanto física como moralmente ya que yo tenía mucha fe en que todo sería benigno. A pesar de mis miedos y de mis presentimientos yo luché por convencerme de que esa masa era benigna y no habría mayor problema, iba rumbo al quirófano esperando salir y confirmar a todos mis seres queridos que nuestra angustia se convertiría en tranquilidad y felicidad por el resultado obtenido de la biopsia.

Cuando me llevaron al cuarto estaba toda mi familia, me recibieron todos con cara de angustia pero con palabras de ánimo y de esperanza y, sobre todo, con todo su amor. Todos hablaban al mismo tiempo y me decían que todo iba a estar bien, que me iban a dar quimioterapias y que iba a salir adelante. Pensé: ¿quimioterapias? Entonces sí es cáncer.

Cuando ví sus caras, cuando sus ojos tristes me miraban, cuando oí sus voces, cuando sentí su desconsuelo, cuando percibí su angustia, al igual que cuando me enteré que la operación no tuvo el resultado esperado, yo sabía que lo que decían no era la verdad.

Agradezco las visitas del doctor Carlos Sánchez Basurto. También le agradezco en nombre de toda mi familia, su dedicación, profesionalismo y su excelente intervención al operar a mi hermana por cáncer de mama y al administrarle un tratamiento de quimioterapias con mucho éxito: mi hermana **detuvo** el cáncer. Con mucho orgullo puedo decir que mi hermana es una mujer resiliente.

Recuerdo que después de la operación no quise recibir mucha información de lo que había pasado. No sentía humor para escuchar la explicación de los médicos, en relación a lo que habían descubierto. Poco a poco fui preguntando: en primer lugar si me habían podido sacar el tumor. Al decirme que no, obviamente sentí que tenía menos esperanzas de vida.

Poco a poco investigaba hasta donde quería saber, nunca pregunté cuánto tiempo tenía de vida porque no quería programarme mentalmente, no quería oír mi sentencia. Después de un tiempo empecé a sentirme con más ánimo para luchar, para superar la etapa de la negación y pasar a la de regateo.

Fui sintiendo confianza y deseos intensos de **detener** el cáncer. En ese momento fue cuando ya pregunté y supe que los doctores me habían pronosticado sólo unos cuantos meses de vida y ¡qué tal! aquí sigo... ¿hasta cuándo?

Sólo Dios sabe.

De cualquier forma en enero inicié con quimioterapias, 4 ciclos de 2 cada uno con un Oncólogo que no conocía pero que me habían recomendado mucho.

Esto ha sido lo más fuerte y lo peor que he vivido en cuanto a tratamientos médicos. Las quimioterapias te afectan la hemoglobina, las plaquetas, la piel, te quitan el apetito, la energía y lo más terrible, te bloquean ese instinto de vida. Al menos en mi caso, sentía que no podía luchar, sentía una profunda depresión y una falta de energía total, ¡me sentía tan débil! Y pensar que hay personas que reciben más de 20! Todo mi respeto y admiración.

Las quimioterapias son medicamentos altamente tóxicos y están enfocados a matar células cancerosas (aunque matan también células que no son cancerosas). El doctor Norman Coleman menciona en su libro *¿Qué hacer con un diagnóstico de cáncer?*, que como las quimioterapias son un tratamiento sistémico, o sea, que afecta al cuerpo completo, se pueden usar para tratar un tumor localizado, o para tratar el cuerpo entero, en casos en que se hayan creado metástasis.

Existen cerca de 30 medicamentos diferentes dependiendo de cada caso, y pueden o no provocar en los pacientes diferentes efectos secundarios como fatiga, náuseas, vómito, pérdida de apetito, daño en riñón, hígado, entre otros.

Y ni hablar de uno de los efectos colaterales: la pérdida del cabello. ¡Qué pérdida tan impactante! ¿Sabes por qué se cae? Porque la quimioterapia lo primero que ataca son las células que se reproducen rápidamente como son las cancerígenas, nada más que hay otras que también se reproducen rápidamente pero que no son cancerígenas y a las que también ataca. El pelo crece y a pesar de que perdemos diario una cantidad considerable, se regenera rápidamente, eso quiere decir que la quimioterapia ataca estas células también y por eso lo perdemos.

¡Siendo mujer es mucho más fuerte esta situación! Si está uno fuera del problema, uno no lo ve tan grave porque sabe que finalmente, después de un tiempo, el pelo volverá a salir, pero cuando uno lo está padeciendo es realmente deprimente.

Junto con el pelo se cae el ánimo, la autoestima, la seguridad, la feminidad. A mí me daba la impresión de que mi cuerpo se estaba marchitando como las flores cuando se les van cayendo los pétalos y se van secando.

Después viene lo difícil: la decisión de raparse y de acabar con el poco pelo que uno pudo conservar. A ponerse mascadas, peluca o gorra. ¡cuándo me iba a imaginar lo difícil que era la primera vez que uno se pone una peluca por necesidad! Sientes que toda la gente te ve, que se te va a caer, que te la van a mover si te abrazan... Y qué tal cuando ya te vas a dormir y te quitas la peluca o la mascada, o la gorra y te paras frente a ese cruel espejo que te recuerda todos los días tu triste realidad: eres una enferma de cáncer, pero lo estás **deteniendo** con toda tu alma.

Si ya viviste esta experiencia, platícame ¿cómo fue?

Tú que tienes a un ser querido deteniendo el cáncer, si ya pasó o está pasando por esta etapa, ¿cómo te sentiste tú al ver que se le caía el pelo? Exprésate con libertad...

Si aún no pasas por esta etapa espera para escribir tu sentir y continúa después. Lo único que te puedo recomendar es que si quieres llorar, hazlo todo el tiempo que lo necesites.

Es una pérdida importante y difícil de sobrellevar y recuerda que también en esto se presentarán las etapas de Kübler-Ross. En principio tienes la esperanza que a ti no se te va a caer (**negación**). Cuando sucede te **deprimes** horriblemente, te **enojas**, piensas en opciones para no verte tan mal (**regateo**) y finalmente lo **aceptas**.

Ahora que ya pasaron años de mi diagnóstico, ya me volvió a salir el pelo y es cierto, esto es lo de menos, he recuperado mi autoestima y me he fortalecido.

Cada quimioterapia se elige de acuerdo al tipo de cáncer, la parte del cuerpo en la que el cáncer se desarrolla y el estado general del paciente. A mí me aplicaron un esquema de Irinotecan más Cisplatino.

Ciertos fármacos son más efectivos que otros para tratar determinados tumores. A menudo se usa una combinación de varios y el objetivo es –como lo mencioné anteriormente– matar las células cancerosas.

Afortunadamente existe en el mundo una investigación continua de nuevos fármacos y nuevas combinaciones de ellos. Debemos estar muy agradecidos todos los sobrevivientes del cáncer y los que lo estamos **deteniendo** por esa loable labor de los científicos de diversos campos quienes han llevado importantes investigaciones: médicos, oncólogos, biólogos celulares, inmunólogos, farmacólogos, también a los pacientes que se han sometido a tratamientos experimentales. Gracias por esta noble causa ya que, a través de sus pruebas, muchos de nosotros nos hemos visto favorecidos.

La mayoría de las quimioterapias se administran por vía intravenosa a través de un sistema de goteo, es decir que se aplican como un suero donde va cayendo la gota del medicamento poco a poco. Se puede aplicar directamente en una vena en el brazo o se puede tomar la decisión de utilizar un catéter, que es por lo general, cuando el paciente tiene las venas delgadas, están dañadas, lesionadas o tiene un flujo de sangre pobre.

Hay casos en que se administran en hospital y otros en consultorios. En mi caso siempre fueron en consultorio y a mí sí me colocaron catéter debido a que tengo las venas muy delgadas.

Las quimioterapias se administran por goteo para ir viendo las reacciones del paciente. Normalmente la enfermera encargada está pendiente de tomar la presión, checar si presenta náuseas, si tiene taquicardias, etcétera.

El tiempo del goteo depende del número y tipo de medicamentos y de las reacciones que va teniendo el paciente. También existen tratamientos de quimioterapia orales que se administran a través de tabletas, cápsulas o líquidos.

De hecho antes de administrar cada quimioterapia el médico debe ordenar un análisis de sangre para checar glóbulos rojos, blancos y plaquetas así como el funcionamiento del riñón y del hígado. En ocasiones el paciente no está en condiciones de recibir la siguiente quimioterapia y en esos casos hay que esperar un poco de tiempo para que se vuelva a recuperar.

Existe también la opción de la terapia de radiación que se practica con máquinas de rayos X llamadas Aceleradores Lineales, las cuales producen mil veces más energía que las que se usan para diagnóstico. Esta energía es muy potente porque necesita matar al tumor.

La radiación no se administra de manera indiscriminada por todo el cuerpo, sino que llega únicamente al lugar donde es dirigida, a diferencia de las quimioterapias.

También hay ciertos efectos secundarios como daños al corazón, hígado, sequedad en la boca, fatiga, disminución en glóbulos blancos y otros más.

Hay personas que no desarrollan ningún efecto secundario, ni en quimioterapias ni en radio terapias. Cada organismo es diferente y reacciona de diversas maneras. También depende mucho del cuidado y atención del médico para atender los síntomas que se presenten antes, durante y después del tratamiento.

Afortunadamente existen ya medicamentos para calmar las molestias y hasta se da la opción de la hospitalización para aquellos pacientes con síntomas que representen un peligro, o aún el cambio de tratamiento si es necesario.

Entre mi tercero y cuarto ciclo de quimioterapias, se me desprendió un coágulo y se me fue al pulmón. Yo me sentía débil, perdí el apetito, tenía temperatura y un dolor constante e intenso de espalda. Una noche sentí contracciones sumamente fuertes en el lado izquierdo de la espalda, sin saberlo estaba teniendo un infarto pulmonar.

Fui a un revisión y desafortunadamente el doctor que me atendía en ese momento me dió un diagnóstico equivocado, lo cual tuvo como consecuencia, que me pasara una semana sin atención. En vez de detectarme una trombo-embolia pulmonar, me diagnosticó gastro-enteritis y me recetó lo propio para ese padecimiento.

Después de 4 días de empeorar minuto a minuto, llegué muy grave al hospital con una trombo-embolia masiva e infarto pulmonar y permanecí una semana en terapia intermedia recuperándome. Esto significa que tenía un coágulo bastante grande y varios más pequeños en el pulmón izquierdo además de que éste ya había sufrido un infarto.

Me tuvieron que hacer un cateterismo pulmonar que no cualquier doctor lo practica. Afortunadamente me atendió el doctor Andrés Palomar, excelente neumólogo, quien consideró que el cateterismo pulmonar era la mejor opción para mi caso. Llamó al doctor Guering Eid Lidt, experto en esta práctica que resultó todo un éxito. ¡Gracias!

Según el reporte del doctor, el cateterismo se practicó empleando un introductor 8 Fr vía vena femoral donde, en mi caso, fragmentó el trombo y lo aspiró con un dispositivo Aspirex (8Fr) en cuatro sesiones a nivel de arteria pulmonar izquierda.

El resultado obtenido fue que la arteria recuperó su flujo a nivel de arterias segmentarias inferior, basal, lateral y posterior del lóbulo inferior izquierdo. Asimismo se implantó un filtro de vena cava por debajo de la arteria renal izquierda.

El doctor Palomar además de ser un excelente neumólogo como lo mencioné anteriormente es un médico humano, cálido en su trato, paciente, optimista, quien transmite seguridad y confianza. Le viviré agradecida y estaré en sus manos, con toda la confianza, por el resto de mi vida ya que él es quien me tiene muy bien controlada en cuanto a mi anti-coagulante.

Cuando estuve en el hospital pensaba mucho:

¿Por qué me pasó esto? No lo sé pero ¿para qué? Creo que sí lo sé. Fue un alto en el tratamiento. Confieso que fue como un respiro para volver a tomar fuerzas. Esos días que permanecí en el hospital me sirvieron para reponerme, para comer bien, sentirme bien, perder un poco los efectos de la quimioterapia porque descansé unos días y no me pudieron aplicar la siguiente y lo más importante: mi espíritu despertó para continuar la lucha.

A partir de la trombo-embolia pulmonar me enteré que el tipo de tumor que yo tengo produce coágulos, no sé si el doctor que me atendía lo sabía. Por esta razón y por el cuadro de trombo-embolia pulmonar masiva tan grave que presenté, debo vivir el resto de mi vida con anticoagulantes y con un filtro que me colocaron en la vena cava inferior, para evitar que cualquier coágulo se vaya a la cabeza, corazón o nuevamente al pulmón.

Siempre he pensado que las cosas suceden para hacer cambios, quizá también sucedió todo esto porque yo estaba en el camino equivocado y debía cambiar de tratamiento y de médico.

Confieso que yo ya no quería concluir con los ciclos de quimioterapia, no quería ni una más y llegué a pensar que era mejor vivir sintiéndome bien menos tiempo, que vivir bajo esos tratamientos tan fuertes y tan agresivos por más tiempo.

No disfrutaba de la vida porque el efecto de las quimioterapias me había debilitado mucho, estaba constantemente con náuseas, cansancio, sin apetito, yo sentía que no era yo, mi personalidad estaba cambiando y no era feliz. No me sentía nada bien. Sin embargo, a petición de mi familia y por un sentido de responsabilidad, decidí concluir con el cuarto ciclo de quimioterapias.

Después de haberme recuperado de la trombo-embolia, el doctor Sergio Flores, quien ha sido nuestro guía en cuanto a acudir a los médicos adecuados, se encontró al papá de mi hijo, en el hospital y al platicarle de mi caso, nos recomendó pedirle una opinión al doctor Rafael Padilla Longoria compañero de escuela de la infancia de Carlos Enrique y uno de los mejores Cirujanos Oncólogos de México.

¡Qué alegría y tranquilidad conocerlo! El me devolvió la esperanza que yo ya había perdido y me comentó que ya existían otras opciones de tratamientos pero que era importante concluir los ciclos de quimioterapia programados. Tenía pleno conocimiento del tipo de tumor que yo tengo y me devolvió la fuerza para luchar, recuperarme y **detener** el cáncer.

Me mandó a hacer unos estudios muy especializados y me hizo el gran favor de remitirme con la doctora Raquel Gerson, quien además de ser una excelente médica, una de las mejores Oncólogas que tiene nuestro país, con una gran preparación y sabiduría, es un ser humano extraordinario. A partir de ese momento tuve la bendición de ponerme en sus manos hasta la fecha.

Entiendo y estoy consciente de que muchas personas no tienen la posibilidad de pagar un seguro de gastos médicos y de recibir tratamientos en hospitales privados. Yo he tenido la oportunidad de contar con un buen seguro y, sobre todo, con un excelente agente Sr. Ramiro Clavel, quien con su apoyo y su gran sensibilidad para ponerse en el lugar del paciente, me ha orientado en todo este proceso.

He hecho un gran esfuerzo por pagar este seguro y me siento muy satisfecha por haberlo hecho. Definitivamente yo no hubiera podido afrontar todos estos gastos.

El haber tenido la fortuna de poder contar con este seguro de gastos médicos, me ha permitido recibir todos los tratamientos que he requerido y someterme a uno experimental (está en proceso de obtener la aprobación por la FDA, *Food and Drug Administration*) muy especializado, específicamente para carcinomas neuroendócrinos en Houston. También me fue posible recibir este tratamiento gracias a varias personas queridísimas que me ayudaron económicamente, ya que el seguro solamente cubrió una pequeña parte. ¡Les viviré agradecida por siempre!

Este tratamiento fue recomendado por la doctora Gerson quien me comentó que había investigado sobre los buenos resultados que estaba teniendo este experimento en pacientes como yo.

Consiste en la aplicación de altas dosis de Indium 111 Pentetreotide, para evitar que el tumor siga creciendo y que no se extienda a otras partes del cuerpo.

Esta sustancia se adhiere al líquido que segrega el tumor –únicamente de tipo neuroendócrino– y, en mi caso, también se adhiere a las manchas del hígado y evita que sigan creciendo.

Antes que nada, la doctora Gerson me mandó a hacer una prueba que se llama Rastreo Corporal para Receptores de Somatostática (Octreotido Indio 111). Me inyectaron una pequeña dosis de este líquido para ver si podría funcionar el tratamiento propuesto. El resultado debía ser que se quedara la sustancia pegada en las zonas del páncreas e hígado y así fue. ¡Resultó positivo! La sustancia se había adherido a las zonas donde estaba el tumor y las metástasis. Recuerdo que cuando la doctora Gerson vió el estudio me comentó con alegría: ¡qué suerte tiene!

Con este resultado la doctora Gerson envió un reporte médico al doctor Ebrahim Delpassand para ver si él consideraba que yo podía ser candidata para poder aplicarme su tratamiento.

Es increíble que lo que en un momento dado resulta ser una tragedia como lo fue el recibir la noticia de que las quimioterapias no me habían servido en nada, en otra circunstancia resultó ser un requisito indispensable para salvarme la vida.

Una de las condiciones para recibir el tratamiento del doctor Delpassand era que ya me hubieran aplicado quimioterapias sin haber obtenido resultados positivos. Increíble, ¿para qué sirvió todo lo que había pasado? ¡Para ser candidata a este tratamiento! Al único al que yo tenía opción.

Debía yo decidir si tomar este tratamiento o no. Pensé que el resultado de las quimioterapias desafortunadamente no había sido el esperado. Después de concluír con todos los ciclos resultó que el tumor y las manchas del hígado estaban exactamente iguales, sin ningún cambio. No aplicaban en mi caso las radiaciones ni tratamientos orales ya que mi situación se complicaba por el riesgo de hacer coágulos.

Se buscaron otras alternativas pero ninguna aplicaba a mi caso.

Ésta parecía ser la única opción que tenía ¡qué afortunada! Le comenté a la doctora Lilia Avila, quien ha estado al pediente de toda mi evolución, sobre este tratamiento experimental y amablemente lo estudió y me dio su valiosa opinión diciéndome que la consideraba una buena opción, que me recomendaba que me fuera con toda la confianza y que ella estaba de acuerdo en todo lo que la doctora Gerson me indicara ya que la conoce y reconoce como una gran Oncóloga.

Este tratamiento que recibí aún está en etapa de experimentación por un médico Iraní, doctor Ebrahim Delpassand (únicamente para casos de tumores neuroendócrinos). El doctor Delpassand es un gran investigador, especialista en patología, radiología nuclear y medicina nuclear, con una amplia experiencia en hospitales de oncología reconocidos de Houston. Lo respeto y admiro y le estoy sumamente agradecida por los resultados obtenidos en mi tratamiento.

En México desafortunadamente no lo aplican ya que legalmente no se autoriza el uso de altas dosis de Indium 111 (medicina nuclear).

Únicamente se autorizan bajas dosis que se inyectan como medio de contraste radioactivo para ciertos estudios como tomografías.

Ya me aplicaron dos inyecciones. Se aplican como las quimioterapias, por goteo lento pero en una sala completamente aislada por ser una medicina radioactiva.

Después siente uno efectos secundarios como cansancio, náuseas, vómito durante tres días aproximadamente.

Como es un material radioactivo, cuando me las aplican tengo que estar semi-aislada durante 7 días aproximadamente, las indicaciones son: mantenerme a 2 metros de distancia de las personas, tratar de que nadie use el mismo baño que yo, lavarse frecuentemente las manos, no usar la misma toalla que otras personas, beber muchos líquidos, no lavar la ropa junto con la de otras personas, usar platos y cubiertos y lavarlos por separado de los demás y apartarlos durante 8 días, no acercarme a niños ni a mujeres embarazadas, no generar mucha basura.

Estas indicaciones son difíciles de seguir pero no importa lo que uno tenga qué hacer mientras tenga la esperanza de la curación, de vivir más tiempo y de **detener** el cáncer. No sé aún si vaya a requerir más dosis de este tratamiento, espero que no, sin embargo estoy dispuesta a hacer todo lo que me indiquen.

El que uno se atienda en instituciones privadas o públicas no garantiza el éxito del tratamiento ni se libra de los errores o fracasos de los médicos. Tanto en las instituciones públicas como privadas se pueden encontrar doctores comprometidos, eficientes y preparados que se interesen, de corazón, por el paciente. Te deseo un médico así para tí o para tu ser querido. Asimismo puede uno recibir el mejor tratamiento tanto en instituciones privadas como en públicas, puede uno **detener** el cáncer con la ayuda del médico, del tratamiento y con una actitud positiva y proactiva.

¿Qué tratamientos has recibido o ha recibido tu ser querido? Trata de no omitir ningún detalle, escribe todo lo que te (le) han practicado. (Si aún no recibe(s) ninguno y está(s) en la etapa del diagnóstico, espera para seguir *escribiendo* tu libro, ya llegarás a este momento y me gustaría mucho que expresaras tu experiencia. No hay prisa). Exprésate con libertad…

Ya *escribiste* qué tratamientos recibiste o recibió tu ser querido, ahora me gustaría que me platicaras qué sentimientos has tenido o tuviste. Mientras estuviste o estuvo tu ser querido en tratamientos médicos, ¿cómo te has sentido? (Si aún te encuentras o tu ser querido se encuentra en este proceso y no quieres *escribir* en este momento, al igual que en el punto anterior, espera a terminar y con tranquilidad hazlo en el momento que tú consideres oportuno). Exprésate con libertad…

Algo que es muy importante en el tratamiento es la comunicación con los médicos. Ojalá todos nos pudieran dar la atención, apoyo y comprensión que en esos momentos tan difíciles merecemos como pacientes o como personas cercanas al paciente.

Ojalá también todos sean lo suficientemente pacientes y comprendan que la mayoría de nosotros desconocemos todo lo relacionado con términos médicos, efectos de tratamientos, reacciones, enfermedades, etcétera. Que por lo general en cada cita llegamos decididos a preguntar 80 dudas y acabamos por aclarar sólo 1 ó 2 y hasta que salimos del consultorio, nos vienen a la mente las demás.

Recomiendo también apuntar todas las dudas que vayan surgiendo y en la siguiente cita, llevar la lista para leerlas al médico y despejarlas para sentir mayor tranquilidad y confianza.

Yo he experimentado dentro de mí el dolor del cuerpo, el buen o mal funcionamiento del mismo, la falta de energía, el desánimo por desequilibrios fisiológicos y la sensación de no poder expresar tal y cómo me siento.

Muchas veces quisiéramos que el Doctor nos entendiera y nos escuchara con paciencia e interés y creo, con todo el respeto, que por más estudios que tenga, si no ha vivido algo similar va a ser muy difícil. Esto me lleva a decirte que NADIE sabe mejor que el PACIENTE lo que pasa con su cuerpo.

Hay médicos que no nos creen lo que nos está pasando y en ocasiones esto provoca que, por diagnósticos equivocados, lleguemos a situaciones de gravedad extrema o de muerte.

¡Este es un punto sumamente importante! Si percibes que el doctor no te cree o no le cree a tu ser querido, insiste hasta que lo haga. Si el doctor te cree o le cree a tu paciente, la batalla es más fácil de ganar.

Afortunadamente la Doctora Gerson, cree en mí, me escucha y yo confío plenamente en ella y en su equipo, tiene una gran calidad humana, y ni hablar de su capacidad y su profesionalismo. ¿cómo es o fue la relación con tu médico o el de tu ser querido? ¿Hay confianza? Exprésate con libertad...

____

____

____

Otra parte importante mientras uno está deteniendo la enfermedad es aprender a escuchar a nuestro cuerpo, escuchar qué alimentos te está pidiendo, escuchar si necesita descansar, si necesita ejercitarse, si tiene sed, etcétera.

Hay que darle al cuerpo lo que pide, es tan perfecto que luchará por sobrevivir. No sólo cuenta nuestra actitud en esta batalla sino también el que asumamos la responsabilidad para estar sanos y obedecer las recomendaciones de los médicos.

Por ejemplo, yo he tenido que cambiar mi alimentación, hacer ejercicio y dormir bien. Ya no como chile ni grasas ni irritantes, no bebo demasiado café, no ingiero ninguna bebida que contenga alcohol, no fumo. No ha sido fácil, me he disciplinado a fuerza porque deseo profundamente vivir más tiempo.

Debido a que tomo anticoagulantes desde que tuve la trombo-embolia pulmonar, me sugirieron comer menos verduras verdes ya que éstas pueden disminuír o eliminar el efecto del medicamento por su alto contenido de vitamina K.

Este cambio de hábitos lo he logrado con mucha fuerza de voluntad y con mucho esfuerzo. No es nada fácil y he luchado muchas veces contra el hartazgo que implica el esfuerzo diario de cuidarse. Extraño incluir el chile en la comida, se me antojan muchísimos alimentos que ya no puedo comer, pero ¿sabes una cosa?... extraño mucho más la salud. Si éste es el precio, definitivamente lo pago.

Además es notorio que cuando uno empieza a cuidar su alimentación, a hacer ejercicio y a dormir bien, se siente muchísimo mejor y la recompensa por el sacrificio es el bienestar, la salud y la vida.

Tú o tu ser querido, ¿qué hábitos tiene(s) que cambiar o tuviste (tuvo) qué cambiar? Exprésate con libertad...

¿Lo está(s) haciendo honestamente, o lo sigue(s) haciendo?

Si la respuesta es no, algo está pasando con tu (su) instinto de vida. Ahora parte de tu (su) salud depende de tí. A partir de una efermedad, nos debemos volver más responsables, más conscientes y más ordenados. ¡no hay opción!

Si no has hecho cambios porque ya no puedes y quizá ya has hecho todo lo que está en tus manos y no hay un buen pronóstico, pues siéntete satisfecho pensando que lo que tenías que hacer ya lo hiciste, lo demás depende de la medicina y si tampoco hay ya nada qué hacer en este campo pues recuerda que sólo queda la fe y el propósito de sentir paz, de **detener** la enfermedad hasta el final, de ser resiliente.

Tú que estás cerca del enfermo ¿has aprovechado la oportunidad de aprendizaje que te está dando la vida? Tú puedes también, al igual que tu ser querido, mejorar tu calidad de vida y fortalecerte.

Tú, ¿también has cambiado algún hábito? ¿Cuál?

____

____

____

____

____

____

Si no lo has hecho, piensa en empezar ya, puedes hacerte un chequeo médico, cambiar tu dieta, hacer ejercicio, quizá dejar de fumar, dormir más… Hazlo, ve lo que está viviendo tu ser querido…

Como es indispensable mantener un equilibrio entre el cuerpo y la mente, también escucha a tu alma, qué necesita? Llorar, gritar, orar, abrazar, reírse…dále a tu alma lo que necesita. Mi hermana Gina, en alguna ocasión, me llevó a darme unas sesiones de Reiki las cuales fueron verdaderamente relajantes, confortantes y liberadoras.

En mi caso, he orado más que antes, me he abierto a la ayuda que me ofrece la gente, me he abierto al amor recibiéndolo y tratando de devolverlo, he llorado mucho sola y con personas muy especiales para mí, me he dejado abrazar con mucho agrado, me procuro reír más, he buscado y disfrutado de la compañía de seres queridos, he tenido momentos de silencio y soledad, de enojo y frustración, de alegría y esperanza; oigo música, bailo cuando puedo, he leído libros que me han dado paz, otros que me han hecho reír, otros que me hacen pensar en otras cosas totalmente distintas a la enfermedad, he ido al cine a ver películas de amor, de risa, he ido a la playa, al campo, he practicado la contemplación de la naturaleza…

El alma también necesita de la risa, recuerda que el sentido del humor y las emociones sanas son parte importantísima para **detener** el cáncer.

Tú paciente, piensa y escribe ¿qué necesita tu alma? Exprésate con libertad…

Lo que necesites… hazlo.

Tú que estás cerca de ese ser querido que está luchando con esta enfermedad, ¿qué necesitas? Exprésate con libertad…

Lo que necesites, hazlo…

Durante los tratamientos que uno va recibiendo, va recorriendo un camino que lleva tiempo asimilar, aceptar, pero que nos irá dando la fuerza para luchar por la vida, por vivir más, ¿cuánto? No lo sé, pero más…

Aunque uno pasa por ciertos tratamientos y aparentemente ya estamos dados de alta o controlados, hay que checarse periódicamente, ya sea con tomografías, resonancias magnéticas, análisis de laboratorio, radiografías, etcétera.

En mi caso debo reconocer que cada vez que me hago un estudio, vuelve a asaltarme esa sensación de miedo por los resultados y lucho muy fuerte para combatirlo, ¿cómo? con pensamientos positivos y recuerdos de amor. A veces logro tranquilizarme, a veces no.

Me cuesta trabajo pero lo intento todo el tiempo a través del pensamiento. Trato de cancelar mis pensamientos negativos y los distraigo con positivos que me generan sensaciones de confianza, fe, buen humor y es lo que me ayuda en el lapso en el que espero los resultados que hasta ahora, han sido positivos.

Este proceso de lucha entre el enojo, la depresión y el ánimo, entre los pensamientos de muerte y de vida, entre el miedo y el amor, entre la esperanza y la desesperanza, entre el regateo y la depresión, entre la confianza y la desconfianza, también lo viven la familia y los seres queridos.

Aunque queramos ayudar a la gente que está a nuestro alrededor, les quiero decir que no es posible. Este proceso es individual y nosotros como pacientes tendremos que enfocar toda nuestra energía a nuestra sanación, esta es la única forma de ayudar a la familia, haciéndonos responsables de nuestra propia lucha.

Cada miembro de la familia, amigos, seres queridos, tendrán que resolver su propio proceso luchando, dando y recibiendo amor, cambiando los pensamientos de negativos a positivos, cambiando hábitos, aprendiendo del ejemplo del enfermo, y haciéndose responsables también de su salud y de sus emociones.

Deberán trabajar en cada uno de los pilares de la resiliencia. De esta forma irán pasando cada una de las etapas mencionadas en el primer capítulo y estarán en condiciones de ayudar proactivamente y de convertirse, quizá, en una persona "significativa" que ayude a su ser querido a resurgir y transformarse.

El dar y recibir amor en este proceso, te ayudará a sanar. No me lo creas, compruébalo tú mismo.

Este proceso no tiene un tiempo definido, cada uno se toma su propio tiempo y hay que respetarlo.

Recuerda que puede ser que tus seres queridos y tú estén pasando por diferentes etapas en diferentes tiempos. Además puedes regresar a etapas que aparentemente ya habías superado.

Independientemente de esto, lo ideal es que todos lleguen a la aceptación ya que así es como se puede avanzar en cuanto a cooperación familiar y curación o mejor calidad de vida para el paciente.

Nosotros como pacientes que estamos tratando de **detener** el cáncer o cualquier otra enfermedad, tenemos que dirigir toda nuestra energía a nuestra recuperación y a mejorar nuestro estado de ánimo, el cual es vital para nuestra salud. Hay que tratar de buscar la alegría de vivir en cada momento, hay que divertirnos y reírnos aún en esta circunstancia.

Cada vez que puedas, me gustaría que recordaras experiencias divertidas, de alegría de mucha risa, quizá un chiste, una película, alguna situación chusca, un comentario, en fin, concéntrate, revívelas y ríete. Recuerda la frase que dice: "el que solo se ríe, de sus maldades se acuerda". ¿No se te antoja acordarte de alguna travesura? Vamos, recuerda...

Debemos tener confianza en que la familia y nuestros seres queridos, seguirán su proceso y saldrán adelante.

Es fundamental que tratemos de comunicarnos y que hagamos un esfuerzo por expresar lo que necesitamos y lo que sentimos, así como también expresar nuestra gratitud y sobre todo, nuestro amor.

Si uno ama profundamente, ese amor quedará en el corazón de todas las personas por siempre, por tanto, después de una muerte, la vida continuará y el dolor irá disminuyendo con el tiempo. Recuerda: se puede terminar una vida pero una relación de amor, jamás...

¡Qué reconfortante! Un solo pensamiento de amor es una luz que puede dispersar los pensamientos de soledad, de dolor y de miedo.

Quiero agradecer profundamente a mi padre, madre, hijo, hermanos, al padre de mi hijo, familia, amigos, seres queridísimos, todo su amor. Si a alguno de ustedes no le he dicho cuánto lo amo, lo hago ahora: "Te amo con toda mi alma y gracias por amarme"

¿Quieres aprovechar este momento y agradecer a alguien el amor que te ha brindado? Si así lo deseas, exprésate con libertad...

____

____

____

Si estás en fase terminal, trata de recordar experiencias de amor profundo, descríbelas y *escríbelas*. Si tu ser querido está en fase terminal o ya no está contigo, trata de recordar experiencias de amor profundas relacionadas con esa persona y escribe con libertad…

Actitud de víctima *vs.* actitud estoica

Actitudes sanadoras como la responsabilidad, la fe y la esperanza son aquéllas que debemos tener a partir de esta experiencia.

Mi hermana sanó gracias a los médicos que la atendieron, a su tratamiento, a sus actitudes positivas, a su alegría, a su fe, a sus deseos de vivir, a nuestras oraciones y a nuestro amor.

Ella ha sido para mí una gran maestra en esta experiencia, ella me dijo un día que hay que enfrentar esta enfermedad con actitud "estoica". ¡Cuánto bien me hizo escuchar esta frase! Este momento fue el que determinó mi actitud de decidir **detener** el cáncer y de convertirme en una persona resiliente a partir de la enfermedad.

Entendí el enorme error en el que pueden caer muchos pacientes y algunas veces, las personas que se encuentran alrededor de ellos. No podemos permitirnos tener una actitud de víctima en estos momentos.

La víctima es aquella persona que se lamenta constantemente por lo que está pasando pero no es capaz de hacer nada ni de tomar ninguna decisión; espera que los demás resuelvan sus problemas y por lógica, se paralizan, no mejoran, no actúan, no cambian, sólo se quejan. ¡Cuidado!

Si bien es cierto que quejarse es una necesidad del enfermo, hay que estar conscientes de que los familiares que están cerca del paciente, también están pasando por un proceso difícil y el estar escuchando las quejas del enfermo los afectan y estresan.

Una cosa es quejarse y otra muy distinta es contar lo que sentimos y lo que estamos viviendo, esto sí es necesario y sirve mucho para liberar las emociones y pensar mejor, pero hay que saber con quién lo hacemos. Lo más recomendable es que sean amistades cercanas o algún terapeuta ó también te ofrezco la opción de escribir con libertad para disminuir esa necesidad.

El discurso es importante en todo momento porque de acuerdo a lo que yo expreso, tendré sentimientos positivos o negativos, me fortaleceré o me debilitaré. Recuerda que lo que pidas se te concederá.

Yo puedo decir: "estoy angustiada porque no sé qué va a pasar después del tratamiento, si surtirá efecto o no, etcétera."

En cambio, decir constantemente "ya no puedo con este sufrimiento porque estoy angustiada porque no sé qué va a pasar... Además de la angustia, estoy sufriendo y me lamento por estar angustiada y me quejo por estar angustiada. Éste es un claro ejemplo de la actitud de víctima.

La actitud de la queja y el lamento no es sanadora, sino todo lo contrario. No sientas lástima por **tí** paciente, ni sientas lástima por **tí** que estás cerca de esa persona querida. Esto complica la recuperación o la calidad de vida. No hay que culparnos ni culpar a nadie, la enfermedad es parte de la vida y recuerda: **no la deseamos conscientemente.**

Dejemos de lamentarnos y dejemos atrás las culpas para tomar las riendas de la vida. Expresemos nuestro sentir mas evitemos quejarnos ¡por favor!

Una actitud estoica significa "tener gran entereza ante la desgracia", es aceptar que estamos luchando por **detener** esta enfermedad con "digna resignación".[7]

En la enfermedad es aprovechar, con dignidad, la vida tal y como es de acuerdo a nuestras posibilidades. Es tener valentía, coraje y fuerza para enfrentar día a día tu realidad. Es desarrollar la resiliencia, es reconocer cada una de las etapas por las que estamos pasando para llegar a la aceptación.

Como paciente quisiera gritarle al mundo "Por favor, anímenme" ¡No me compadezcan, no sientan lástima por mí! Tampoco me reclamen ni me exijan porque me lastima.

Les pido me acepten como ahora soy, ya no soy la misma pero quizá ahora soy mejor. Tú también familiar del paciente, a partir de esta experiencia ya no eres el mismo, estás en el mismo proceso, pero piensa que quizá ahora eres mejor persona o quizá no, pero lo que es real es que ya no eres el mismo.

---

[7] Enciclopedia Universal Larousse Multimedia

Nos hemos sometido a un proceso similar al metal con el fuego. Nos hemos transformado, seguimos siendo las mismas personas con la misma identidad, pero tenemos una forma distinta de ver, sentir, amar y vivir.

Todos los días hago mi mejor esfuerzo por vivir mi vida con grandeza y de la mejor manera. Soy muy afortunada porque puedo amar, llorar, hablar, reír, comer, trabajar, leer, dormir, bailar, hacer ejercicio, rezar, oír, *escribir...*

Gracias a Dios no tengo dolores intensos y, salvo que en ocasiones siento un gran cansancio, en general sigo haciendo lo más cercano a lo que he hecho los últimos años. Afortunadamente puedo seguir trabajando gracias a la gran tolerancia que me han tenido y a la enorme solidaridad de todas las personas con quienes laboro. Me han dado el tiempo necesario para mis tratamientos sin reclamación alguna. De verdad, GRACIAS.

Yo sé que muchos de ustedes o de sus seres queridos, sí tienen dolor físico y moral y que desafortunadamente no están en las mismas condiciones que yo. Lo único que puedo decir es que el dolor disminuye cuando dejamos de pensar en él y nos enfocamos en otro punto. Si el pensamiento lo focalizamos hacia el amor, a la oración, a la fe, a la introspección, a los buenos recuerdos, el dolor se vuelve más tolerable.

También es importante reflexionar sobre el dolor y el sufrimiento. Una cosa es sentir dolor físico y otra cosa es lamentarnos porque tenemos ese dolor o cierta enfermedad. A veces el dolor es difícil de tolerar pero creo que el sufrimiento que causa el lamento, requiere de un verdadero trabajo mental para disminuirlo y de un cambio importante de actitud para vivir mejor.

Evitemos pensar cuánto estamos sufriendo o estar "rumiando" los problemas sin actuar o buscar soluciones. Confiemos en que la medicina ha avanzado mucho y ahora hay varias opciones para evitar el dolor físico. ¡Busquemos esas opciones!

De cualquier forma estemos activos o no, con o sin dolor, podemos vivir con una actitud digna, con una actitud estoica, podemos ser resilientes.

De alguna manera una actitud estoica es el triunfo del alma sobre el cuerpo...

Honestamente, ¿qué actitud has tenido hasta este momento? De víctima o actitud estoica. Por favor sé sincero(a). Exprésate con libertad...

____

____

____

____

____

____

Si es de víctima (seas paciente o estés cerca del paciente) te invito a cambiar. ¿Sabes por qué? Porque si empiezas a vivir con una actitud estoica te sentirás mejor, harás sentir mejor a los que te rodean, estarás de mejor humor, tendrás energía para luchar, serás ejemplo para las personas que están a tu alrededor y te convertirás en un maestro, en una persona significativa que ayude a alguien a transformarse.

Si vives con una actitud estoica podrás tomar mejores decisiones en cuanto a tu tratamiento y cuidados. Si vives con una actitud estoica podrás arreglar todos tus pendientes y podrás disfrutar la vida como mereces. Si vives con actitud estoica tendrás mayor energía y fortaleza. Si vives con una actitud estoica tendrás una adecuada autoestima, si vives con una actitud estoica tendrás confianza, si vives con actitud estoica estarás practicando virtudes como la dignidad y la responsabilidad, estarás viviendo con moralidad. Si vives con actitud estoica llegarás a la etapa de la aceptación. Si vives con actitud estoica tu familia, amigos y seres queridos te lo agradecerán.

Tú que estás cerca del paciente que está luchando por **detener el cáncer** o cualquier otra enfermedad o que ya lo **detuvo** o que no lo pudo **detener**, también serás ejemplo para los que te rodean, también si tienes una actitud estoica podrás ayudarle más a tu ser querido, tendrás mayor energía y fortaleza y actuarás con dignidad y responsabilidad.

Yo he tenido muchos maestros en esta difícil experiencia: amigas que han **detenido** el cáncer y también maestros como mis padres, hijo, hermanos, familia y seres queridísimos que han aprendido a vivir junto a mí con amor, gran entereza y con la mejor actitud posible.

Queriéndolo o no **tú** en este momento estás siendo maestro(a) de otras personas que te recordarán por siempre, estás siendo un "adulto significativo" para otros.

Hay personas a nuestro alrededor, que han sido ejemplares. Yo tuve una amiga educadora quien trabajó como Directora de Kinder en una escuela. Hace más 10 años le detectaron cáncer linfático. A los 70 años de edad, la operaron, y durante muchos años recibió ¡20 quimioterapias y 52 radiaciones! Obviamente con muchos efectos secundarios.

Su actitud estoica siempre fue de llamar la atención; siempre fue una mujer de mucha fe, optimista, inteligente, educada, con deseos de gozar la vida y de disfrutar la compañía de sus seres queridos, capaz de dar y recibir amor, además de tener una cualidad primordial: ser sumamente agradecida. Todo mi cariño, respeto y admiración para Marthita Spinolo.

Mi hermana Techi: recibió su diagnóstico y con una enorme valentía y con gran entereza nos lo comunicó a toda la familia. Se sometió a varias operaciones complicadas y dolorosas. Recibió 6 quimioterapias y era sorprendente verla con ánimo para tratar de llevar su vida lo más normal posible.

Todos los días se arreglaba para que la viéramos bien, y trataba de seguir conservando su alegría, su buen humor, su chispa para hacernos reír y su gran generosidad. Su esposo, lo único que le pidió cuando supieron del diagnóstico, es que no cambiara y trató de cumplírselo día a día. Siempre tuvo fe y también el amor y las oraciones de toda la gente que la rodea surtieron gran efecto. Una gran maestra! Un ejemplo que transforma a cualquiera.

Cuando yo empecé mis tratamientos, me sentía tan diferente de como yo la veía! Yo pensaba constantemente que yo no tenía su fortaleza, que yo no lo lograría, que yo era mucho más débil que ella y, sin embargo, su ejemplo me comprometió a salir adelante “estoicamente”. Justo como ella me lo enseñó.

Otro gran ejemplo de vida ha sido el de mi madre, quien desafortunadamente después de mí, fue diagnosticada con Linfoma de Hodgkin. Recibió 12 quimioterapias a los 74 años y **detuvo** el cáncer a los 75. Ella hablaba mucho de la actitud de mi hermana y de la mía y se sentía con el compromiso moral de demostrar una actitud estoica al igual que nosotras.

Lo increíble es que seguramente nosotras la aprendimos de ella y de mi padre. Ambos han sido un ejemplo a seguir. Admiro su entereza, su fortaleza, su confianza, su fe, su responsabilidad su resistencia ante las adversidades y su capacidad para transmitirnos su amor incondicional.

No cabe duda que somos una familia resiliente y bendecida por Dios. Gracias en nombre de todos a los Dres. Alberto Villalobos, Raquel Gerson y Rafael Padilla, médicos responsables de la salud de mi madre en este difícil proceso.

¿Conoces a algún personaje así? Puede ser alguien famoso, o quizá cerca de tí hay alguien con una actitud similar. Cuéntame quién es? ¿En qué ha demostrado esta actitud? Exprésate con libertad…

____

____

____

____

____

____

____

____

____

Para seguir de pie también es importante tener un sentido de vida. Una razón que te de fuerza día a día, una ilusión, un sueño, un deseo, un proyecto… El sentido de vida de cada persona es distinto, de acuerdo a sus circunstancias y momentos. La tarea o misión que tenemos todos los seres humanos es única así como también es única la oportunidad de llevarla a cabo. … "Debemos aprender por nosotros mismos, y también enseñar a los hombres desesperados que en realidad no importa que no esperemos nada de la vida, sino que la vida espere algo de nosotros".[8]

Yo deseo seguir viviendo porque quiero seguir disfrutando cada minuto de mi tiempo, quiero encontrar mi sentido de vida a partir de esta experiencia y a través del amor y del servicio, quiero acercarme cada vez más a Dios, sentir su amor infinito y seguir siendo testimonio viviente de su grandeza; quiero seguir amando incondicionalmente a mi hijo, gozarlo y seguir recibiendo de él, día a día, lecciones de vida; quiero seguir recibiendo y expresando amor de y a todos mis seres queridos ya que el amor es un alimento indispensable para mi alma; quiero seguir apren-

---

[8] *El hombre en busca de sentido*. Víktor Frankl, Herder Editorial, S.L., p. 101.

diendo de mis padres y de cada uno de mis familiares la manera como se enfrentan día a día a la vida y poner en práctica sus enseñanzas, cuánto amor y generosidad son capaces de expresar y quiero seguirme riendo con ellos, sobre las vicisitudes de la vida; quiero seguir disfrutando de una buena conversación, de una buena comida sana, de una buena reunión; seguir trabajando como psicóloga y seguir ayudando a quien lo necesite y a quien pueda ayudar , seguir oyendo la lluvia, seguir sintiendo el frío y el calor, seguir oliendo las flores, seguir viendo el mar, seguir despertando por la mañana, terminar de *escribir* este libro que me ilusiona y me hace soñar en la posibilidad de ayudarte algún día... seguir, seguir...

Piensa, ¿qué te mantiene vivo? ¿cuál es la razón o las razones por las que quieres luchar? Cuéntame, exprésate con libertad...

Tú que estás cerca del paciente, pregúntale, ¿cuál es su sentido de vida? ¿Tiene proyectos, deseos, ilusiones? Si no lo sabe, ayúdale a descubrirlo, le sería de gran utilidad. Pueden generar proyectos en común o simplemente apoyar en lo que sea significativo para él o ella. "El que tiene un por qué para vivir puede soportar casi cualquier cómo" Nietzsche.

En la logoterapia propuesta por Víktor Frankl, catedrático de neurología y psiquiatría en la Universidad de Viena, médico, filósofo y escritor prisionero en diferentes campos de concentración, el sentido de la vida lo descubre el hombre en el mundo, no dentro del ser humano. La auténtica meta del hombre no es su autorrealización como fin sino como el fruto de la propia trascendencia, es decir, olvidarse de sí mismo para entregarse a una causa o al amor o al servicio.

También se encuentra el sentido de la vida a través de la enfermedad, porque en estas circunstancias la vida nos ofrece la oportunidad de aceptar el sufrimiento y desarrollar una actitud resiliente para resistirlo y fortalecernos.

Hay pacientes que a lo mejor permanecen vivos porque tienen algún pendiente por resolver. Ojalá pudieran solucionarlo para descansar en paz. Puede ser un pendiente material o moral, quizá el arreglo de ciertos papeles, el regalo de ciertos objetos materiales, el otorgar o pedir un perdón, el confesar alguna acción, el reconocer la fe, el despedirse de alguien, en fin, siempre hay un motivo por el que uno permanece vivo.

Nosotros pacientes facilitaríamos mucho las cosas si, independientemente de nuestro pronóstico, pidiéramos a nuestros familiares que nos ayuden a terminar con nuestros pendientes.

Tú que estás cerca del paciente, también pregúntale en qué le puedes ayudar o qué quiere que hagas para que esté tranquilo, o simplemente pregúntale si tiene algún pendiente que se lo puedas resolver. Hazlo sin miedo, no por esto morirá antes de su tiempo.

De cualquier forma conviene aprovechar estos momentos para poner en orden nuestros papeles y nuestra vida.

Hemos terminado tu libro. Estamos ya en la etapa de la aceptación y estamos iniciando una mejor calidad de vida. ¡Te felicito!

Sé que has hecho un gran esfuerzo y espero que haya valido la pena. A lo largo de esta experiencia te has convertido en una persona resiliente. Te has transformado. Eres mejor que antes, te lo aseguro.

Te invito ahora a seguir viviendo con dignidad y, sobre todo, a seguir amando… siempre amando, hasta el final.

Testimonios

En este capítulo incluí algunos testimonios de personas que han leído y *escrito o expresado con libertad* su propio libro, y cuya opinión significa mucho para mí.

Tú también puedes hacer lo mismo. Al terminar de *escribir o hacer* tu propio libro, si así lo deseas, puedes pedir que te escriban su opinión sobre tu experiencia. Créeme, resulta muy gratificante y da fortaleza para seguir adelante.

Este libro ha sido para mí un gran apoyo y una guía para enfrentar, aceptar y luchar, junto con mi mamá, con su diagnóstico de cáncer. Este libro es una lección de vida para todos quienes, en ocasiones, necesitamos recordar que no apreciamos realmente todo lo bueno que la vida nos ha dado.

Después de haberlo leído, sentí un gran alivio, un profundo orgullo y una inmensa felicidad al saber que así como todas las personas que queremos a mi mamá, muchas más podrán apoyarse en este libro para llevar de una manera estoica su enfermedad o también para entender y ayudar a su ser querido que está pasando por esta difícil situación de un diagnóstico inesperado.

Como hijo me siento comprometido a seguir el ejemplo de la actitud que mi mamá ha tenido ante su enfermedad, la fuerza que ha reflejado en todos los momentos que ha pasado, las ganas de vivir y seguir luchando por su salud y, sobre todo, las ganas de ayudar a las personas que viven o hayan vivido una situación similar.

Me llena de satisfacción y alegría saber que tengo como madre a una persona tan especial, quien es capaz de transformar una terrible experiencia como es el cáncer, en un largo trabajo por ayudar a los demás y apoyarlos para salir adelante de la misma forma.

Me siento profundamente satisfecho y orgulloso de ti, ¡GRACIAS!

Te quiero mucho

Andrés

Este libro es un testimonio de vida y de verdad. Es un regalo de amor y un acompañamiento en una etapa de la vida que simplemente a algunos nos ha tocado vivir, pero que puede hacernos crecer y nos puede llenar de paciencia, tolerancia pero, sobre todo, nos puede llenar de vida y de amor.

El acompañamiento en momentos tan difíciles es una bendición de Dios, pues nacimos dentro del seno familiar y requerimos del otro para justificar nuestra existencia y razón de ser.

La vida nos llena de experiencias, todas son regalos de Dios y no siempre tenemos la conciencia de observarlo y disfrutarlo. Y asimismo nos presenta eventos complejos como una enfermedad grave o la de un ser querido. Existen tantas formas de abordar estos casos, como personas que los sufren y cada quién lo hará de acuerdo con su experiencia de vida, valores, creencias, espiritualidad, su momento histórico y contexto; todos tenemos la necesidad de vivirlo, superarlo, afrontarlo o en el peor de los casos, derrotarnos.

Éste no es un libro de recetas o de instrucciones a seguir, es un medio a la sanación, al encuentro, al bienestar espiritual y por qué no, también al físico, que te invita a sacarle vida a la vida, por difícil que sea la experiencia que te esté tocando vivir. Siempre existen motivos o eventos llenos de amor que nos llenan de gozo y nos recuerdan que la vida es bella.

Si este libro te sirve sólo para desahogarte y hacer catarsis, ¡enhorabuena!, también es un regalo y beneficio que no debes desperdiciar ya que el resentimiento, la depresión, el miedo y el enojo, a cualquiera puede matar.

Éste es un medio o canal para que claramente y bajo una estructura mental y escrita puedas definir y relacionar tu vida, tus anhelos, tus valores y tus metas. Te permitirá reflexionar y hacer consciente cuánto amor hay en tí y para tí, cuánta gente bella te necesita y que tú requieres también; que tu lugar en este mundo es necesario; que tiene un gran sentido el que tú estés aún aquí. Encuentra ese sentido o lánzate a su encuentro. Vive con plenitud tal vez como nunca lo habías hecho a pesar de tu enfermedad porque ahora has despertado de lleno a la vida y no podría haber mejor regalo que ese.

Dios se vale de muchas formas para llevarnos su ayuda, las formas más increíbles y menos esperadas. Este libro es una misión que Dios le mandó a la autora para que no sólo se ayude a sí misma y a sus seres queridos, sino que pueda compartir este regalo con otros, y si le funciona a alguien más, la cadena de milagros continuará.

Sirva este comentario para mostrar mi más sincera admiración y profundo amor a mi hermana, quien de forma estoica le ha dicho gracias a la vida y nos ha llenado los vacíos injustificados en los que de pronto nos perdíamos. Te amo profundamente.

Jorge

He tenido la gran oportunidad de tener en mis manos este libro y me siento privilegiada de haber podido liberar dolor y angustia y convertirlos en fe y esperanza.

Una obra magistral, me hizo comprender lo importante que es no reprimir sentimientos, emociones, enojo, dolor… para poder así encontrar la aceptación y la liberación, pero ¿cómo hacerlo: tener a mi mamá y a dos hermanas que amo profundamente, enfrentándose a detener el cáncer; cómo lograrlo si los procesos han sido, aunque diferentes en cada caso, sumamente difíciles y dolorosos?

Hoy, al tener en mi vida la posibilidad de *escribir con libertad*, puedo dar testimonio de que encontré, a través del ejercicio de expresión escrita, un gran alivio al alma; quizá hasta había olvidado lo agradable y sublime que es.

Tomé en mis manos el libro y no pude parar hasta terminar. Haciendo remembranza y aflorando mis sentimientos sobre los acontecimientos, me viene una sensación contínua como si tuviera dentro de mí un rompecabezas desarmado, donde cada pieza tenía la fe, la paciencia, el amor, la esperanza. Pero al estar desarmado y sin saber cómo armarlo, sólo eran simples piezas aisladas que no lograban darme el alivio al alma y al espíritu, y mucho menos sentir la fe y la certeza de que todo estaría bien.

Hoy, después de *escribir con libertad,* he podido armar el rompecabezas y estoy clara que todo está bien, y que la familia se ha convertido en maestra de fe, de paciencia, de amor y de esperanza.

Mamá y hermanas, este es el reto más grande que tienen: ayudar a los demás.

A ustedes todo mi amor más profundo y sincero, y el agradecimiento infinito y eterno por darnos la gran lección de vida de aprovechar cada instante y vivir cada segundo intensamente y sobre todo, de superar las adversidades que la vida trae con tanto amor. Siendo ustedes las más afectadas siempre han sido las que nos han dado consuelo y esperanza a todos.

Este libro es liberación, amor, es poder darte la Gran Oportunidad de aflorar los sentimientos, externarlos, compartirlos, es agradecer, sentir, llorar y finalmente SANAR.

Mamá y hermanas: su fortaleza y grandeza de espíritu son lo que nos sostienen a todos. Gracias!

Gina

En el 2005 fuí diagnosticada con cáncer de mama y sometida a una mastectomía radical y a 12 quimioterapias.

Tiempo después, llegó a mis manos este libro de trabajo, el cual leí de un tirón. Cuando terminé de leerlo, pensé "!Cómo hubiera yo agradecido tener este tipo de guía en mis manos cuando fui diagnosticada!"

Yo soy una persona predecible, ordenada y no me agradan las sorpresas. Cuando te encuentras en una situación como la que yo pasé, te sientes absolutamente perdida. Los doctores te sentencian y no sabes ni por dónde empezar a ordenarte.

Son tantos los pensamientos e ideas que te cruzan por la mente, que no sabes si ´debes´o puedes llorar y expresar tu sufrimiento, porque de alguna manera todo tu entorno te aconseja luchar, pero luchar ¿por qué, contra qué, hasta dónde? Hasta dónde te puedes expresar ya que también te duele el dolor de tu familia y amigos.

Este libro te ordena los pensamientos y poco a poco te ayuda a digerir, desahogarte, sufrir, lamentarte, curarte y sacar miedos y pensamientos que te ahogan.

¡Cómo me hubiera gustado tener esta guía en esos momentos, ya que me hubiera ahorrado muchas noches de insomnio y desorientación!.

De cualquier forma, aunque uno lo trabaje después te lleva paso a paso y te permite expresar y ordenarte contigo mismo. Te da tranquilidad la cual es casi imposible tener en esos difíciles momentos.

Gracias.

María Teresa Iturbe de Damm

Soy hermana de María Guadalupe Iturbe y gracias a su libro, logré aceptar y entender la palabra CÁNCER.

La primera vez que escuché este diagnóstico para la mayor de mis hermanas, Techi, sentí que el mundo se me venía abajo y que no era posible que uno de nuestros familiares pudiera padecer esa enfermedad. Uno siente que no puede cambiar esta realidad, procura no mencionarlo y hacer de cuenta que no existe, disfrazando esta ansiedad y este sufrimiento. Gracias a la actitud de mi hermana mayor, se fue minimizando mi coraje, pero me resistí a resignarme.

La segunda vez que me encontré con un diagnóstico similar pero con mi hermana Guadalupe, con un pronóstico totalmente diferente al de la primera, me resultó mucho más difícil de asimilar y de afrontar. Seguía escuchando el eco de esta palabra que a todos nos da miedo mencionar: CÁNCER.

Esta vez, por el pronóstico que tenía, sentí un gran enojo continuo, e inclusive hasta dudé y sentí que perdía la fe que siempre había tenido.

Gracias a este libro me liberé de muchas actitudes negativas que llevaba dentro. Fue como si hubiera hablado abiertamente de todas las sensaciones que me hicieron estar enojada y triste durante sus tratamientos, hospitalizaciones, etcétera.

Gracias a este libro, puedo hablar con mi madre y mis hermanas abiertamente de su estado físico y moral, ya que antes sentía miedo de hacerlo y de poderlas lastimar.

Gracias a este libro, entendí que lo más importante era seguir adelante luchando contra esa enfermedad que yo tanto condenaba, en vez de encerrarme a preguntarme el ¡por qué a ellas!

Gracias a este libro, lloré y me desahogué sobre todo lo que llevaba guardado sin poderlo expresar y entendí que lo único que importa es luchar por la vida y dejar atrás todo lo que no podemos responder sobre el CÁNCER.

Vivo tranquila dando gracias a Dios, a mi madre y a mis hermanas por haber elegido seguir viviendo plenamente con una actitud ejemplar y entendí la importancia de lo que tanto menciona el libro, no sólo para la enfermedad, sino para la vida.... ¡¡¡HAY QUE ECHARLE GANAS!!!

Gracias a los médicos que han sacado adelante a mi madre y a mis hermanas y a Guadalupe por haber escrito este libro que me ayudó tanto...

Vero

El trabajo de María Guadalupe me parece un testimonio de vida que surge de una profunda reflexión existencial que conlleva el deseo de la continuidad de las ilusiones personales y la convivencia en un entorno familiar y social amoroso que le da sentido a su vida.

Es una lección para todas aquellas personas que requieren de algo más que los tratamientos convencionales y que necesitan la fortaleza y la confianza para descubrir que dentro de ellos existe la mejor medicina y el remedio definitivo para su enfermedad: su voluntad de vivir...

Carlos Enrique Silva Badillo

He leído con mucha atención este libro en el que María Guadalupe Iturbe relata sus experiencias a partir de que se le diagnostica un tumor maligno de páncreas. El libro resulta extraordinariamente útil para cualquier paciente o sus familiares que se confronten a esta situación que puede ser tan difícil y destructiva.

Me parece muy original la idea de permitir que el lector interactúe con el texto a través de la expresión de sus experiencias al momento de enfrentar la enfermedad y someterse al tratamiento, esto le da al libro inclusive un valor terapéutico.

Guadalupe describe en forma sencilla los conceptos de Tanatología que nos permiten reconciliarnos con el proceso natural de la muerte lo que conduce a una paz interior que nos permite gozar de la vida y aprender de la experiencia de tener una enfermedad delicada.

Con gran lucidez Guadalupe nos señala el valor de las experiencias por muy difíciles que resulten, ya que citando al doctor Alfonso Ruiz Soto "La vida sólo es rica en experiencias" y aún en las circunstancias más difíciles podemos utilizar estas experiencias para lograr el crecimiento personal y la paz interior.

Guadalupe aborda también el concepto trascendental de la búsqueda del sentido que en las ciencias psicológicas es estudiado por la Logoterapia que fue iniciada y desarrollada por Víctor Frankl quien logra sobrevivir en un campo de concentración en la segunda guerra mundial encontrándole un sentido a la experiencia que estaba viviendo.

Para los médicos el libro es de un gran valor ya que nos recuerda en forma muy clara que más allá de enfermedades tratamos personas que requieren de toda nuestra atención, de nuestro apoyo, nuestra presencia y amor, agradezco mucho a Guadalupe el haber escrito este apasionante y útil manuscrito que sin lugar a duda nos ayuda también a los médicos a crecer espiritualmente y a expresar más amor, calidez y comprensión en el trato de nuestros pacientes.

Doctor Miguel Ahumada Ayala
Endocrinólogo

Bibliografía

Víktor Frankl, *El Hombre en busca de sentido,* Herder Editorial S.L., Barcelona, 1979.

Anna Forés y Jordi Grané, *La resiliencia. Crecer desde la adversidad,* Plataforma Editorial, Barcelona, 2008.

Elisabeth Kübler Ross, *La rueda de la vida,* Ediciones B., Barcelona, España, 1997.

Víctor Hugo Rascón Banda, *¿Por qué a mí? Diario de un condenado,* Random House Mondadori, 2006.

Norman Coleman, *¿Qué hacer con un diagnóstico de cáncer?* Pax México, 2008.

Sitios en internet

Enciclopedia Encarta.

Enciclopedia Universal Larousse Multimedia.

Enciclopedia Wikipedia, la enciclopedia libre.

Felipe Varela, *La Resiliencia como esperanza humana.* sepiensa,org.mx

Acerca de la autora

Ma. Guadalupe Iturbe Bermejo nació en la Ciudad de México. Con una capacidad innata para escuchar, observar y orientar a los demás, estudió la carrera de psicología y se enfocó gradualmente a la educación y el desarrollo humano.

Su experiencia y sus conocimientos se han complementado con estudios en tanatología, desarrollo humano, *counseling*, evaluación infantil, neurolingüística y aprendizaje. Ha orientado psicológicamente a padres de familia, niños, adolescentes y adultos; ha impartido diplomados en desarrollo humano para maestros, padres de familia y programas a niños; ha laborado como psicóloga en diferentes escuelas y actualmente es docente en la preparatoria de la Universidad LaSalle, donde ha recibido dos reconocimientos: "Mujer Lasallista de éxito" y premio "Indivisa Manent".

Está fundando una asociación civil para dar apoyo psicológico, emocional, terapia ocupacional, desarrollo de habilidades y condicionamiento físico a las personas con cáncer y sus familiares.

Una experiencia de cáncer cambió la visión de su vida y encontró, a través de la enfermedad, una misión: ayudar a toda persona que haya tenido una vivencia de cáncer –propia o de algún familiar– a ser resiliente y a enfrentarla de la mejor manera posible.

Para cualquier reflexión o comentario, la autora pone a tu disposición el siguiente correo:

mariagiturbe@gmail.com

Esta obra se terminó de imprimir
en agosto de 2013, en los Talleres de

IREMA, S.A. de C.V.
Oculistas No. 43, Col. Sifón
09400, Iztapalapa, D.F.